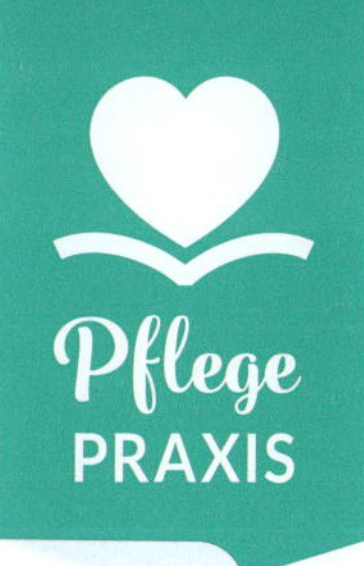

Ursula Kriesten

Erfolgreich lernen in der praktischen Pflegeausbildung

Mit den richtigen Lernmethoden zum notwendigen Wissen und praktischen Können

Mit Übungen & Reflexions-Checks für effektive Lernerfolge

schlütersche

Dr. Ursula Kriesten, MBA, ist Krankenschwester, Lehrerin für Gesundheits- und Pflegeberufe, und Master of Business Administration. Sie promovierte in Gesundheits- und Pflegewissenschaften und war rund dreißig Jahre in führender Position in der Pflegebildung tätig. Zudem ist sie seit 2010 als Lehrbeauftragte und Gutachterin an Hochschulen und in der Beratung tätig.

»Wissen und Können macht frei und unabhängig. Lernen mit Methode ist der Weg dorthin.«

URSULA KRIESTEN

Bibliografische Information der Deutschen Nationalbibliothek
Die Deutsche Nationalbibliothek verzeichnet diese Publikation in der Deutschen Nationalbibliografie; detaillierte bibliografische Daten sind im Internet über http://dnb.de abrufbar.

ISBN 978-3-8426-0905-1 (Print)
ISBN 978-3-8426-9198-8 (PDF)
ISBN 978-3-8426-9199-5 (EPUB)

Originalauflage

Aus Gründen der besseren Lesbarkeit wurde in diesem Buch gelegentlich die männliche Form gewählt, nichtsdestoweniger beziehen sich Personenbezeichnungen gleichermaßen auf Angehörige des männlichen und weiblichen Geschlechts sowie auf Menschen, die sich keinem Geschlecht zugehörig fühlen.
Autorin und Verlag haben dieses Buch sorgfältig erstellt und geprüft. Für eventuelle Fehler kann dennoch keine Gewähr übernommen werden. Weder Autorin noch Verlag können für eventuelle Nachteile oder Schäden, die aus in diesem Buch vorgestellten Erfahrungen, Meinungen, Studien, Therapien, Medikamenten, Methoden und praktischen Hinweisen resultieren, eine Haftung übernehmen. Insgesamt bieten alle vorgestellten Inhalte und Anregungen keinen Ersatz für eine medizinische Beratung, Betreuung und Behandlung.
Etwaige geschützte Warennamen (Warenzeichen) werden nicht besonders kenntlich gemacht. Daraus kann nicht geschlossen werden, dass es sich um freie Warennamen handelt.

Lektorat: Claudia Flöer, Text & Konzept Flöer
Covermotiv: PureSolution – stock.adobe.com
Covergestaltung und Reihenlayout: Lichten, Hamburg
Satz: Sandra Knauer Satz · Layout · Service, Garbsen
Druck und Bindung: Salzland Druck GmbH & Co. KG, Staßfurt

Inhalt

Dank und Hinweise zum Buch

Dank

Ich danke an dieser Stelle allen Auszubildenden und Studierenden, die ich beim Lernen begleiten durfte. Ich habe durch diese Menschen das Meiste gelernt.

Ein besonderer Dank gilt auch meiner Lektorin Claudia Flöer von Text & Konzept Flöer! Mit ihr zu arbeiten bedeutet: Das Ziel immer im Auge zu haben, dem Weg zum Ziel viel Bedeutung zu geben und sich über das Ergebnis gemeinsam freuen zu können.

Hinweise zum Buch

Info

Dieses Buch ist Ihnen ein Begleiter zu den Themen des Lernens während der praktischen Pflegeausbildung. Sie finden Wissenswertes, viele Methoden, Übungen und Checks für die Reflexion. In diesem Buch begleiten Sie außerdem auch wieder Personen, die zwar fiktiv sind, deren Erfahrungen aber von vielen Auszubildenden und Mitarbeitenden geteilt werden:

- Charlotte, 1. Ausbildungsjahr, Ausbildungsträger: ambulanter Pflegedienst
- Finn, 2. Ausbildungsjahr, Ausbildungsträger: Krankenhaus
- Mahari, 3. Ausbildungsjahr, Ausbildungsträger: Altenpflegeheim

Diese Personen kommen bereits in meinem Buch »Praxiseinsätze in der Pflegeausbildung. Das Begleitbuch für Auszubildende«, erschienen in der Schlütersche Fachmedien GmbH, zu Wort.

Dieses Buch empfehle ich Ihnen in Ergänzung zu diesem. Dort finden Sie u. a. praxisbezogene Tipps zu strukturellen, organisatorischen und rechtlichen Vorgaben der praktischen Pflegeausbildung, zu Praxiseinsatzorten, Tipps zum Gesundbleiben während der Ausbildung und zu wichtigen Themen zur Vorbereitung auf die praktische Prüfung.

In diesem Buch werden Sie gleichermaßen mal als Auszubildende, Studierende oder Lernende angesprochen.

Neben viele Lernmethoden, die sich für die theoretische Ausbildung eignen (wie z. B. Loci-Methode, Mindmap, SQ3R-Methode, Schnell-Lesen, Hypnopädie, usw.), geht dieses Buch auf Methoden ein, die sich für die praktische Ausbildung eignen.

Ein Wort zuvor

Liebe Auszubildende,

dieses Buch widme ich Ihnen, vielmehr und genauer gesagt, ich widme dieses Buch Ihren Lernprozessen für die Zeit Ihrer Pflegeausbildung (und vielleicht darüber hinaus).

Mir ist es wichtig, dass Sie mit gutem Gefühl und gut vorbereitet in die Pflegeausbildung gehen und sich auf alle Erfahrungen freuen, die Sie sammeln können. Die praktische Pflegeausbildung ist das Herzstück der Ausbildung, die Ihnen die Basis für eine gesellschaftlich und persönlich wichtige berufliche Aufgabe bietet. Der Pflegeberuf und die Ausbildung sind anspruchsvoll und herausfordernd. Während der praktischen Ausbildung sammeln Sie Erfahrungen, die Sie mit (nur) einer theoretischen Ausbildung nie entwickeln könnten. Sie sammeln Erfahrungen und von Ihnen werden ständig aktive Handlungen und ein optimales Verhalten gefordert. Handlungen und Verhalten kann man erlernen, man wird handlungskompetent.

Diese Lernprozesse können durch ausgewählte Methoden unterstützt werden. Was ich weiß und lernen durfte: Gute Methoden machen das Lernen interessanter und abwechslungsreich. Deswegen biete ich Ihnen in diesem Buch eine Fülle von Methoden, die Sie ausprobieren sollten. Üben Sie auch mit anderen Auszubildenden oder Studierenden Methoden aus. Modifizieren Sie diese und entwickeln Sie beschriebene Methoden weiter. Vielleicht schreiben Sie dann bald ein Buch zu: Methoden für die Pflegeausbildung.

Vor und während der Ausbildung sollten Sie wissen:

- *Erfahrungen und Lernen können Ihnen nicht vermittelt werden.*
- *Erfahrungen machen Sie selbst und Lernen können nur Sie selbst erlernen – das Großartige daran ist: Die Ergebnisse gehören Ihnen ganz allein.*
- *Beim Lernen helfen Ihnen Methoden, insbesondere Methoden, die Ihnen gefallen.*
- *Deswegen sollten Ihre Methoden- und Lernerfahrungen und -ergebnisse immer positiv und effektiv sein.*
- *Wissen und Können ist Ihr Kapital.*

Ich wünsche Ihnen eine gelungene, methoden- sowie abwechslungsreiche und vor allem eine erfolgreiche Ausbildung.

Wiehl, im September 2023

Ihre Ursula Kriesten

1 Lernen an den Lernorten der Pflegepraxis

Wenn man jung ist, weiß man häufig (noch) nicht, was man alles lernen und können kann.

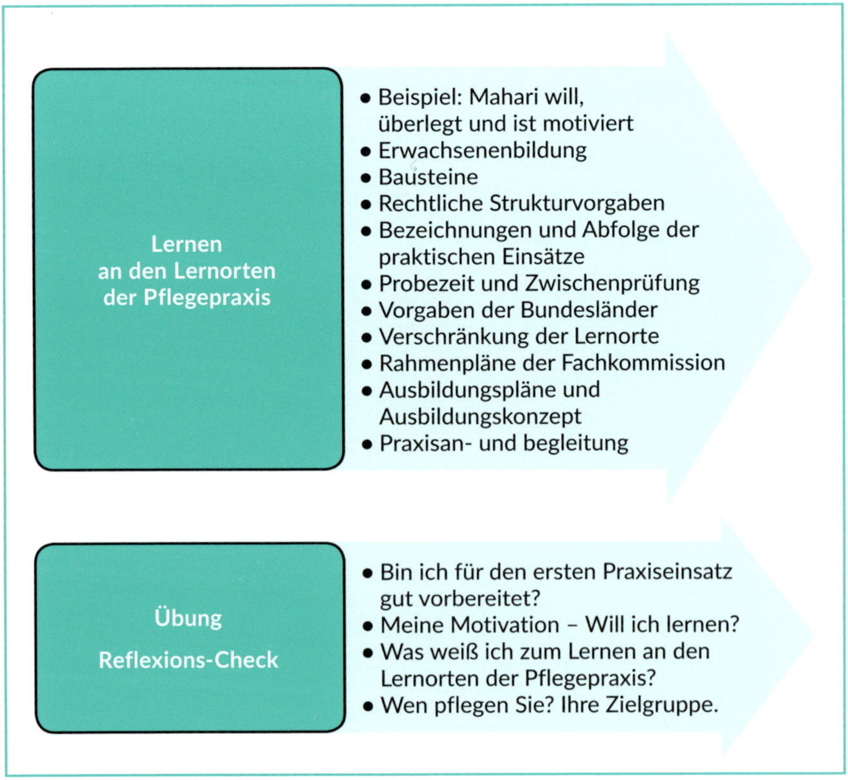

Lernen an den Lernorten der Pflegepraxis

- Beispiel: Mahari will, überlegt und ist motiviert
- Erwachsenenbildung
- Bausteine
- Rechtliche Strukturvorgaben
- Bezeichnungen und Abfolge der praktischen Einsätze
- Probezeit und Zwischenprüfung
- Vorgaben der Bundesländer
- Verschränkung der Lernorte
- Rahmenpläne der Fachkommission
- Ausbildungspläne und Ausbildungskonzept
- Praxisan- und begleitung

Übung

Reflexions-Check

- Bin ich für den ersten Praxiseinsatz gut vorbereitet?
- Meine Motivation – Will ich lernen?
- Was weiß ich zum Lernen an den Lernorten der Pflegepraxis?
- Wen pflegen Sie? Ihre Zielgruppe.

Abb. 1: Das Kapitel im Überblick.

1.1 Mahari will, überlegt und ist motiviert

Haben Sie schon einmal darüber nachgedacht:

- Warum Sie lernen?
- Ob Sie Lernen lernen können?
- Wie Sie effektiv lernen?
- Ob Ihnen Methoden beim Lernen helfen?
- Ob Sie Ihre Lernziele motivieren?

Lernen bedeutet Entwicklung, Veränderung und ein Zuwachs an Wissen und Können. Kompetenzen verknüpfen Wissen und Können. Kompetenzen können Sie entwickeln und weiterentwickeln. Wichtig dabei ist, Sie müssen es wollen und Sie müssen mit Freude und einer positiven Grundhaltung neue Herausforderungen angehen.

Wenn Sie ihre erworbenen Kompetenzen in Handlungen umsetzen, zeigen Sie Ihre Handlungskompetenz. Dieses Sichtbarmachen von Kompetenz nennt man Performanz. Gelerntes zeigt sich in verändertem Verhalten. Zeigen Sie also Ihr Können und ihre Verhaltensänderung, sonst weiß man nicht, dass Sie es können.

Lernen Sie also zu lernen, so wie Mahari.

1.1.1 Mahari plant ihre Ausbildung

Mahari möchte …

Pflegefachfrau werden und hat sich beworben. Zu Beginn ihrer Pflegeausbildung überlegt Mahari:

- *»Was bedeutet der Beginn der Pflegeausbildung für mich? Wichtig ist, dass ich nicht mit Angst in die Ausbildung gehe, sondern Chancen erkenne und positiv über die Erfahrungen denke, die ich machen werde.*
- *Je mehr ich weiß und kann, desto besser werde ich durch die Ausbildung gehen. Also möchte ich viel wissen und können.*
- *Vorwissen hat mir immer geholfen, wenn es um neue Sachverhalte ging, deshalb versuche ich, mich immer auf neue Themen vorzubereiten.*

- *Ich habe gehört: Wissen ist Macht. Ich möchte mich mächtig und sicher fühlen, also möchte ich viel und das möglichst Richtige wissen.*
- *Ich möchte mich für die Themen und Lernorte begeistern, da mir das Lernen einfacher fällt, wenn ich begeistert bin.*
- *Ich habe erfahren, dass mich Lernerfolge glücklich gemacht haben, deswegen möchte ich mehr Lernerfolge erleben.*
- *Ich weiß, dass mein Gehirn nur dann etwas Neues lernen kann, wenn ich ihm etwas Neues anbiete. Deswegen biete ich meinem Gehirn ständig neue Aufgaben an.*
- *Wissen und Können steigern mein Selbstvertrauen und meine Lebensqualität. Ich möchte mit Selbstvertrauen und Selbstbestimmung durch die Ausbildung gehen.*
- *Ich traue mich, mein Gelerntes zu zeigen. Ich habe verstanden, dass nur an meinem veränderten Verhalten erkennbar ist, dass ich etwas gelernt habe.«*

Mahari überlegt ...

und befasst sich mit den Zielen der praktischen Pflegeausbildung (▶ Abb. 2) und stellt fest: »*Das sind ja bedeutungsvolle und bemerkenswerte Ausbildungsziele. Insbesondere die praktische Pflegeausbildung ermöglicht mir Chancen, diesen Zielen näher zu kommen und sie erreichen zu können. Nicht nur die theoretische Ausbildung ist wichtig. Hier lerne ich die Grundlagen und das Wissen. Zum Können zu gelangen, ermöglicht mir die praktische Ausbildung. Die direkte Arbeit am und mit dem Menschen in den unterschiedlichsten Situationen und an verschiedenen Orten, finde ich spannend und interessant.«*

Mahari stellt sich die Frage: »*Wie kann ich diesen Zielen näherkommen? Wie kann ich diesen Zielen entsprechen? Wie kann ich lernen:*

- *Gesundheit zu fördern?*
- *Krankheit zu verhüten?*
- *Leiden zu lindern?*
- *Ethisch zu reflektieren?*
- *Gesundheit wiederherzustellen?*
- *Lebensqualität zu sichern?«*

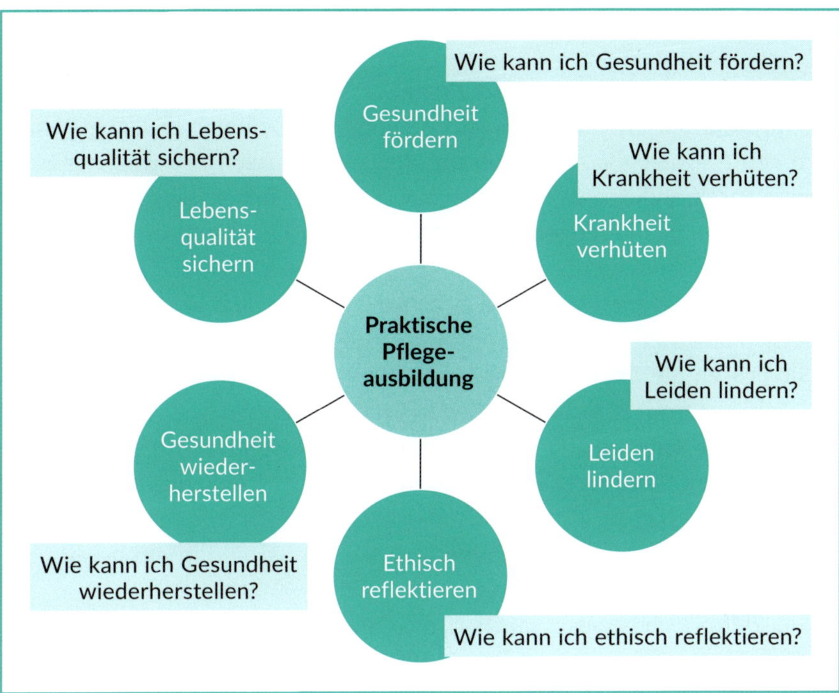

Abb. 2: Ziele der praktischen Pflegeausbildung.

Mahari ist motiviert …

»Diese Ziele sind komplex, aber sie motivieren mich maximal. Bei welcher Ausbildung hat man schon so bedeutsame, lebenswichtige und existentielle Ziele, die man verfolgt? Für mich macht die Pflegeausbildung Sinn. Ich starte maximal motiviert.«

Mahari reflektiert …

als sie im 3. Ausbildungsjahr ist: *»Das gute Gefühl für mein Lernen habe ich mir bislang nicht nehmen lassen, auch in schwierigen Situationen (und da gab es viele). Ich habe verstanden: Für mein Lernen und meine Ausbildung bin ich letztendlich selbst verantwortlich. Nun ist meine Ausbildung bald beendet. Ich werde mich mit positiven Gedanken auf die Prüfungen vorbereiten und dann nehme ich mir vor, weiterhin lebenslang Lernen zu wollen.«*

1.2 Pflegeausbildung ist Erwachsenenbildung

Das Lernen in der Pflegeausbildung gehört zur beruflichen Erwachsenenbildung. Man spricht in der Erwachsenenbildung nicht von Pädagogik, sondern von Andragogik, d. h., sich mit den Bedürfnissen Erwachsener beim Lernen auseinanderzusetzen. Das bedeutet für Sie in der Pflegeausbildung:

- Sie werden nicht erzogen. Sie sind nun in der Rolle des selbstbestimmten und aktiv planenden Lernenden.
- Erwachsene eignen sich ihr Wissen aktiv und selektiv an. D. h., wenn Sie lernen möchten, suchen Sie proaktiv nach dem, was Sie interessiert.
- Sie prüfen die Angebote auf ihren »Gebrauchswert« und auf ihre Verträglichkeit mit Ihren vorhandenen Erfahrungen.
- Sie sollten selbstgesteuert lernen können. Selbstgesteuertes Lernen befähigt Menschen, eigene Lernaktivitäten zu entwickeln und die Lernprozesse selbstständig zu starten.
- Sie sollten Informationen individuell auswählen und in ein bereits bestehendes Wissensnetz einbauen.
- Sie sollten sich bewusst machen, dass Sie Lerngegenstände und Themen danach auswählen, wie und wo Sie bislang gelernt haben.
- Sie knüpfen gerne an Erfahrungen an, die Sie bereits gemacht haben. Das verschafft Ihnen Sicherheit.
- Sie wählen Themen, die Ihnen entsprechend Ihrer Lernbiografie und der Stationen im Leben bekannt sind. Mit diesem Wissen sollten Sie sich verdeutlichen, dass auch Unbekanntes und Neues für Sie interessant sein kann. Darauf sollten Sie sich auch bewusst einlassen.

Erwachsene möchten das lernen, was sie als relevant für die eigene Lebens- und Arbeitssituation erachten, und selten das, was die Lehrenden meinen. Was bedeutet das für Ihre praktische Pflegeausbildung? Sie als Auszubildende möchten:

- eigene Erfahrungen und Problemstellungen einbringen,
- an der konkreten Alltagsrealität und an bereits Gelerntes anknüpfen,
- handelnd und reflektierend lernen,
- auf Ihre eigene Art lernen,

- selbst Verantwortung und Steuerung übernehmen,
- die eigenen Ziele verfolgen in einem eigenen Lerntempo und
- Leistung und Lernen in einem guten Team verbinden.

Tipp

Auch Ihre Praxisanleitenden und alle Personen, die Sie ausbilden, machen sich viele Gedanken, wie sie Lernprozesse für Sie gestalten. Sie wissen häufig nur wenig von Ihrer individuellen Lernbiografie. Zeigen Sie sich allen Ausbildenden als »erwachsene«, lernwillige und motivierte Person. Äußern Sie Ihre Vorstellungen und Wünsche zu Lerninhalten und Lernsituationen.
Berichten Sie über das Wissen und Können, dass Sie bereits beherrschen. Sie übernehmen in der Pflegeausbildung die Rolle eines aktiv lernenden und selbstbestimmten Erwachsenen.

1.3 Bausteine der praktischen Ausbildung

Die praktische Pflegeausbildung findet bei Ausbildungsträgern und bei weiteren Pflegeeinrichtungen statt. Ausbildungsträger sind die Einrichtungen (Krankenhaus, Kliniken, ambulante oder stationäre Langzeitpflege), mit denen Sie Ihren Ausbildungsvertrag schließen können. Ihr Ziel sollte es sein, bei Ihrem einmal gewählten Träger bis zum Ende Ihrer Ausbildung zu bleiben. Ein Trägerwechsel bedeutet häufig viele Unannehmlichkeiten und Konflikte.

Die Ausbildungsträger planen Ihre praktische Pflegeausbildung in Kooperation mit Pflegeschulen und kooperierenden Pflegeeinrichtungen. Hier ein Einblick in alle Bausteine und die Abfolge der praktischen Pflegeausbildung, wie sie sich für Ausbildungsträger darstellt (▶ Abb. 3). Ihr Ausbildungsträger hat komplexe Ausbildungs- und unterstützende Prozesse zu realisieren. Davon bekommen Sie als Auszubildende häufig gar nichts mit.

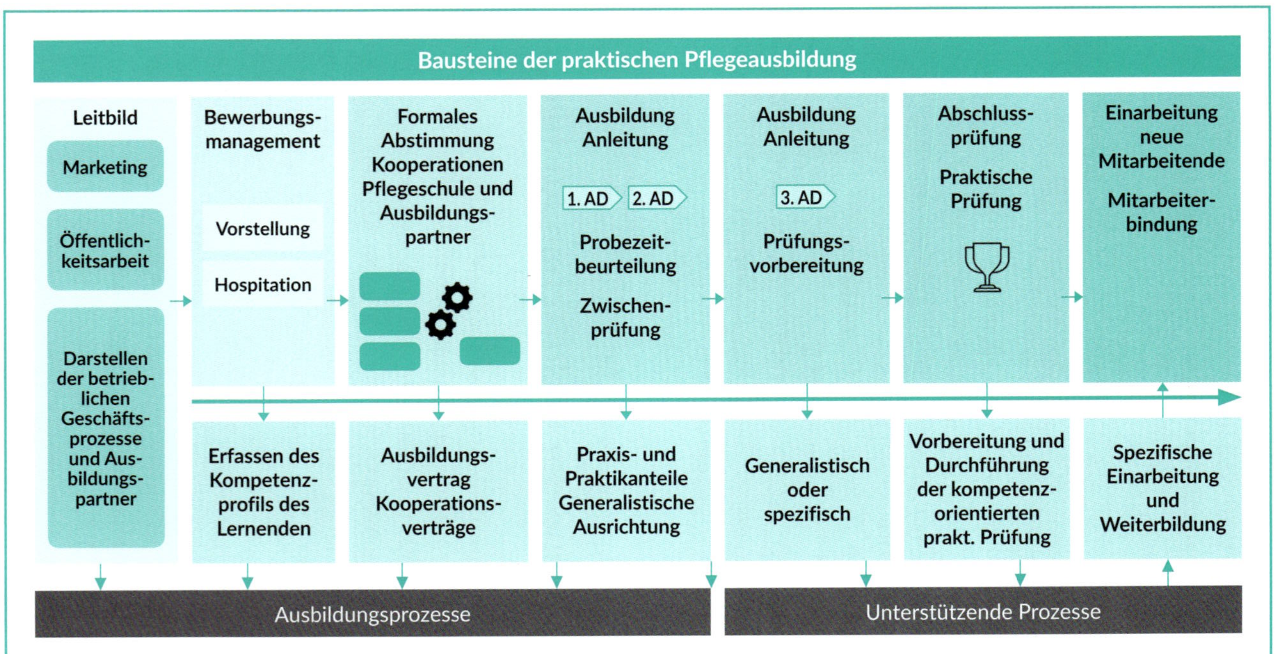

Abb. 3: Bausteine und Abfolge der praktischen Pflegeausbildung aus Sicht eines Ausbildungsträgers.

Die Abbildung (▶ Abb. 3) ist von links nach rechts zu lesen und folgt dem Ausbildungsprozess: von den Marketingaktivitäten über die Akquise, das Bewerbungsmanagement, die Ausbildungsplanung und einzelnen Ausbildungsjahre, die staatliche Prüfung bis hin zur Mitarbeiterbindung und Personalentwicklung.

Tipp

Informieren Sie sich bei Ihrem Ausbildungsträger über alles Verschriftlichte zum Thema praktische Pflegeausbildung.
Fragen Sie nach Informationen zur praktischen Pflegeausbildung, die Ihr Ausbildungsträger vorhält. Studieren Sie die Unterlagen.

1.4 Rechtliche Strukturvorgaben

Folgende Informationen zur Struktur der Pflegeausbildung sind Ihnen vielleicht schon bekannt, auf jeden Fall sollten Sie sie kennen. Nach der Pflegeberufe-Ausbildungs- und Prüfungsverordnung – PflAPrV § 1 – werden Inhalt und Gliederung der Pflegeausbildung wie folgt definiert: *»Die Ausbildung zur Pflegefachfrau oder zum Pflegefachmann befähigt die Auszubildenden in Erfüllung des Ausbildungsziels nach § 5 Pflegeberufegesetz (PflBG) Menschen aller Altersstufen in den allgemeinen und speziellen Versorgungsbereichen der Pflege pflegen zu können.«*

Die hierfür erforderlichen Kompetenzen sind in der Anlage 2 der PflAPrV konkretisiert. Der Kompetenzerwerb in der Pflege von Menschen aller Altersstufen berücksichtigt auch die besonderen Anforderungen an die Pflege von Kindern und Jugendlichen sowie alten Menschen in den unterschiedlichen Versorgungssituationen sowie besondere fachliche Entwicklungen in den Versorgungsbereichen der Pflege.

Die Ausbildung umfasst mindestens
1. den theoretischen und praktischen Unterricht mit einem Umfang von 2.100 Stunden gemäß der in Anlage 6 PflAPrV vorgesehenen Stundenverteilung und
2. die praktische Ausbildung mit einem Umfang von 2.500 Stunden gemäß der in Anlage 7 PflAPrV vorgesehenen Stundenverteilung.

Die Ausbildung erfolgt im Wechsel von Abschnitten des theoretischen und praktischen Unterrichts und der praktischen Ausbildung. Der Unterricht und die praktische Ausbildung erfolgen aufeinander abgestimmt auf der Grundlage von Kooperationsverträgen nach § 8 PflAPrV.

Während der praktischen Ausbildung, die im Vergleich zur theoretischen Ausbildung mit 2.500 Stunden überwiegt, sollen die Auszubildenden alle häufigen Tätigkeitsbereiche der Pflege kennenlernen.

1.5 Bezeichnungen und Abfolge der praktischen Einsätze

1.5.1 Orientierungseinsatz

Mit einem Orientierungseinsatz im Umfang von 400 Stunden beginnt die Ausbildung beim Ausbildungsträger. Das ist die Gelegenheit für Sie als Auszubildende und für die Ausbildungseinrichtung, sich kennenzulernen, erste Einblicke in die praktische Pflegetätigkeit zu erhalten und zu vermitteln. Dies ist besonders wichtig, um eine erste Bindung zum Ausbildungsbetrieb und zur verantwortlichen Praxisanleitung aufzubauen.

1.5.2 Pflichteinsatz und Vertiefungseinsatz

Auch einen Pflichteinsatz von 400 Stunden absolvieren Sie bei Ihrer ausbildenden Einrichtung in den ersten zwei Ausbildungsjahren. Ebenfalls erfolgt der Vertiefungseinsatz von 500 Stunden im dritten Ausbildungsjahr bei dem Träger der praktischen Ausbildung. Er kann aber auch in einem anderen Versorgungsgebiet als ursprünglich im Ausbildungsvertrag vereinbart stattfinden. Außerdem werden 80 Stunden, die zur freien Verteilung im Vertiefungseinsatz zur Verfügung stehen, im eigenen Ausbildungsbetrieb durchgeführt.

Insgesamt soll Ihre Ausbildung beim praktischen Träger mindestens 1.300 Stunden umfassen. Durch weitere Pflichteinsätze in anderen Bereichen der Pflege lernen Sie das breite Berufsfeld und die unterschiedlichen pflegerischen Ausrichtungen gut kennen. Die 80 Stunden zur freien Verfügung, die z. B. in Pflegeberatungsstellen oder in der Rehabilitation absolviert werden können, tragen ebenfalls dazu bei.

Die Pflichteinsätze umfassen Praxiseinsätze im Krankenhaus, in der stationären Langzeitpflege und in der ambulanten Pflege. Auch die Pflege in der Pädiatrie und Psychiatrie (Allgemein-, Geronto-, Kinder-, Jugendpsychiatrie) lernen Sie kennen.

Info

Bis auf den Psychiatrie-Einsatz müssen alle Pflichteinsätze bis zum Ende des zweiten Ausbildungsdrittel abgeschlossen sein. Der auch in dieser Zeit zu leistende pädiatrische Einsatz umfasst bis zum 31. Dezember 2024 mindestens 60 Stunden, aber höchstens 120 Stunden.

Eventuell freiwerdende Stunden können zur Verstärkung des Orientierungseinsatzes verwendet werden. Ab der zweiten Hälfte der Ausbildung sollen Auszubildende, soweit das Jugendschutzgesetz es zulässt, unter direkter Aufsicht von Pflegefachkräften insgesamt im Umfang von mindestens 80, aber höchstens 120 Stunden im Nachtdienst eingesetzt werden.

Die Folge, Orte und Stundenverteilung[1] im Rahmen der praktischen beruflichen Pflegeausbildung stellt die folgende Tabelle (▶ Tab. 1) dar.

Tab. 1: Stundenverteilung im Rahmen der praktischen Ausbildung der beruflichen Pflegeausbildung

Erstes und zweites Ausbildungsdrittel			
I.	**Orientierungseinsatz**		
	Flexibel gestaltbarer Einsatz zu Beginn der Ausbildung beim Träger der praktischen Ausbildung		400 Std.
II.	**Pflichteinsätze in den drei allgemeinen Versorgungsbereichen**		
	1.	Stationäre Akutpflege	400 Std.
	2.	Stationäre Langzeitpflege	400 Std.
	3.	Ambulante Akut-/Langzeitpflege	400 Std.
III.	**Pflichteinsatz in der pädiatrischen Versorgung**		
	Pädiatrische Versorgung		120 Std.
Summe erstes und zweites Ausbildungsdrittel			**1.720 Std.**

Letztes Ausbildungsdrittel			
IV.	**Pflichteinsatz in der psychiatrischen Versorgung**		
	1.	Allgemein-, geronto-, kinder- oder jugendpsychiatrische Versorgung	120 Std.
	2.	Bei Ausübung des Wahlrechts nach § 59 Absatz 2 PflBG: nur kinder- oder jugendpsychiatrische Versorgung	
	3.	Bei Ausübung des Wahlrechts nach § 59 Absatz 3 PflBG: nur gerontopsychiatrische Versorgung	

[1] Ausbildungs- und Prüfungsverordnung für die Pflegeberufe (Pflegeberufe-Ausbildungs- und -Prüfungsverordnung – PflAPrV) Anlage 7 (zu § 1 Absatz 2 Nummer 2, § 26 Absatz 2 Satz 1, § 28 Absatz 2 Satz 1) (Fundstelle: BGBl. I 2018, 1614)

V.	Vertiefungseinsatz im Bereich eines Pflichteinsatzes		
	1.	Im Bereich eines Pflichteinsatzes nach II. bis IV.1. Im Bereich des Pflichteinsatzes nach II.3. auch mit Ausrichtung auf die ambulante Langzeitpflege	500 Std.
	2.	Für das Wahlrecht nach § 59 Absatz 2 PflBG: Im Bereich eines Pflichteinsatzes nach III.	
	3.	Für das Wahlrecht nach § 59 Absatz 3 PflBG: Im Bereich eines Pflichteinsatzes nach II.2. oder II.3. mit Ausrichtung auf die ambulante Langzeitpflege	
VI.	**Weitere Einsätze/Stunden zur freien Verteilung**		
	1.	Weiterer Einsatz (z. B. Pflegeberatung, Rehabilitation, Palliation) • bei Ausübung des Wahlrechts nach § 59 Absatz 2 PflBG: nur in Bereichen der Versorgung von Kindern und Jugendlichen • bei Ausübung des Wahlrechts nach § 59 Absatz 3 PflBG: nur in Bereichen der Versorgung von alten Menschen	80 Std.
	2.	Zur freien Verteilung im Versorgungsbereich des Vertiefungseinsatzes	80 Std.
Summe letztes Ausbildungsdrittel			**780 Std.**

Gesamtsumme	2.500 Std.

Während der ersten beiden Ausbildungsjahre erhalten alle Auszubildenden den gleichen theoretischen und praktischen Unterricht und durchlaufen in ihrer praktischen Ausbildung die gleichen verpflichtenden Einsätze (Pflichteinsätze) in den unterschiedlichen Versorgungsbereichen der Pflege.

Info

Alle Auszubildenden können – unabhängig von ihrem gewählten Vertiefungseinsatz – ihre Ausbildung im dritten Jahr generalistisch fortführen und mit dem Berufsabschluss »Pflegefachfrau/Pflegefachmann« beenden.

Die Auszubildenden, die sich für einen Vertiefungseinsatz im Bereich der Pflege alter Menschen (stationäre Langzeitpflege, ambulante Akut-/ Langzeitpflege mit Ausrichtung auf die ambulante Langzeitpflege) oder der Pflege von Kindern und Jugendlichen (pädiatrische Versorgung) entscheiden, haben die Wahl. Entweder sie führen die generalistische Ausbildung, die sie zur Pflege von Menschen aller Altersstufen befähigt, fort und erhalten den Berufsabschluss »Pflegefachfrau/Pflegefachmann« oder sie entscheiden sich für eine Neuausrichtung des letzten Ausbildungsjahres auf die gewählte Altersstufe.

Tipp

Weiterführende Hinweise und Tipps finden Sie in meinem Buch »Praxiseinsätze in der Pflegeausbildung – Das Begleitbuch für Auszubildende«. Schlütersche Fachmedien GmbH.

1.6 Probezeit und Zwischenprüfung

1.6.1 Probezeit

Ihr Ausbildungsverhältnis beginnt mit der Probezeit, wie sie in § 20 PflBG vorgesehen ist. Die Probezeit beträgt sechs Monate, sofern sich aus tarifvertraglichen Regelungen keine andere Dauer ergibt. Da Sie die Pflegeausbildung meistens mit einem längeren Theorie-Block beginnen, haben Sie während der Probezeit nur Ihren Orientierungseinsatz bei Ihrem Ausbildungsträger erlebt. Pflegeschulen und Pflegeeinrichtungen praktizieren eine sogenannte Kenntnisprüfung unterschiedlich. Eine eigentliche Probezeitprüfung sieht das PflBG nicht vor.

Tipp

Informieren Sie sich zu Beginn Ihrer Ausbildung bei Ihrer Pflegeschule und Ihrem Ausbildungsträger, ob und ggf. welche Gespräche oder Kenntnisfeststellungen zum Ende der Probezeit von Ihnen erwartet werden.

1.6.2 Zwischenprüfung

Info

In PflAPrV, Anlage 1 finden Sie die Kompetenzen für die Zwischenprüfung.

Zum Ende des zweiten Ausbildungsjahrs findet die Zwischenprüfung statt. Die Zwischenprüfung dient der Ermittlung Ihres Ausbildungsstandes. Je nach Bundesland, in dem die Pflegeausbildung stattfindet, gibt es unterschiedliche Vorgaben, wie die Zwischenprüfung zu gestalten ist. Ein Bestehen ist keine Voraussetzung zur Fortführung der Ausbildung. Sollten Sie bei der Zwischenprüfung also schlecht abschneiden, so können Sie die Pflegeausbildung dennoch fortsetzen. Allerdings sollten Sie sich ein exaktes Feedback zu den Ergebnissen Ihrer Zwischenprüfung einholen, damit Sie Ihre Schwachstellen nacharbeiten und effektiv und geplant Lücken im Wissen und Können schließen können.

Tipp
Informieren Sie sich zu Beginn Ihrer Ausbildung bei Ihrer Pflegeschule und Ihrem Ausbildungsträger, welche Vorgaben und Anforderungen an die Zwischenprüfung und an Sie gestellt werden.

1.7 Vorgaben der Bundesländer

Je nach Bundesland, in dem Sie Ihre Pflegeausbildung absolvieren, gibt es unterschiedliche Vorgaben für Ihre theoretische und praktische Pflegeausbildung.

Tipp
Schauen Sie selbstbestimmt und kontinuierlich auf die Homepage des zuständigen Ministeriums Ihres Bundeslandes. Recherchieren Sie mit den Suchbegriffen: »(Ihr Bundesland) und Pflegeausbildung«. Beispiel: NRW Pflegeausbildung. Hier gelangen Sie an wichtige Informationen und Vorgaben zu Ihrer Ausbildung.

1.8 Verschränkung der Lernorte Pflegepraxis und Pflegeschule

Die Lernorte Pflegepraxis und Pflegeschule (nennen wir sie »Ausbildungsorte«, weil dort nicht nur gelernt, sondern auch aktiv ausgebildet wird) können nur dann gut miteinander kooperieren, wenn Strukturen und Ziele voneinander bekannt sind.

Die folgende Abbildung (▶ Abb. 4) verdeutlicht die Ausbildungsorte und Verschränkungen der Ausbildungsinstrumente. Übergeordnet bestimmen PflBG und PflAPrV und die unter § 53 PflBG vorgesehene Fachkommission zur Erstellung der Rahmenpläne die strukturellen und inhaltlichen Vorgaben.

Info
Die Pflegeschulen erstellen nach Vorgaben der Rahmenpläne ein schulinternes Curriculum und planen die strukturelle Abfolge im Wechsel von Theorie- und Praxisphasen. Die Ausbildungsbetriebe erstellen auf der Grundlage des Rahmenausbildungsplans kompetenzorientierte Arbeits- und Lernaufgaben und organisieren nach den Vorgaben der Pflegeschule die praktischen Einsätze.

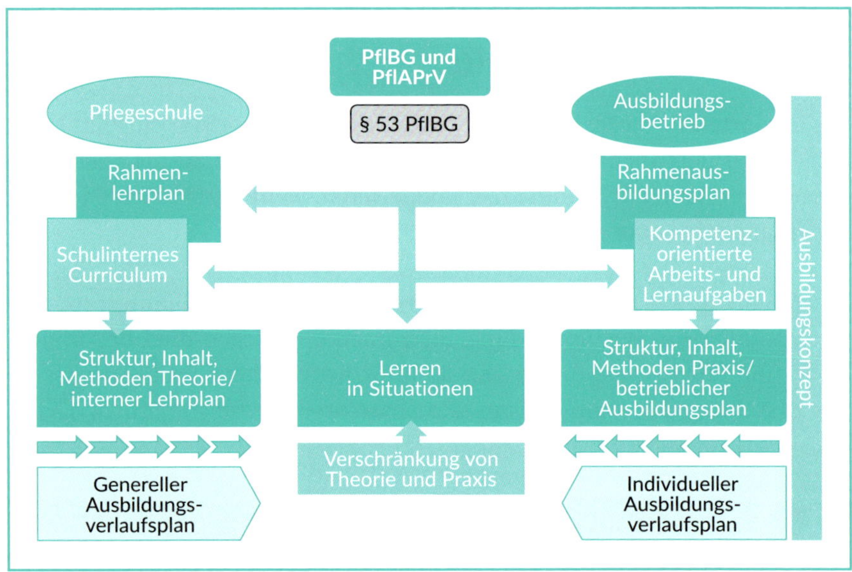

Abb. 4: Ausbildungsorte und Verschränkung der Ausbildungsinstrumente.

In der Verschränkung von Theorie und Praxis soll das Lernen in Situationen möglichst geplant und koordiniert stattfinden. Um diese Struktur weiter vertiefend zu verstehen (▶ Abb. 5) sollten Sie zunächst einen Blick in die Rahmenpläne der Fachkommission werfen.

Tipp

»Die Handreichung für die Pflegeausbildung am Lernort Praxis« von Jürgensen & Dauer (2021), erschienen im BIBB, liefert hierzu hilfreiche Informationen und Übersichten für ausbildende Einrichtungen und für Sie. Lesen Sie die Handreichung und verschaffen Sie sich einen Überblick über Begriffe und Strukturen der praktischen Pflegeausbildung. Sie finden Sie hier: https://www.bibb.de/dienst/publikationen/de/17175

1.9 Rahmenpläne der Fachkommission

Zur Umsetzung der Reformansprüche gemäß § 53 PflBG wurden bundeseinheitliche Rahmenpläne mit empfehlender Wirkung erarbeitet. Sie dienen den Pflegeschulen und den Trägern der praktischen Ausbildung als Orientierungshilfen für die Entwicklung der schulinternen Curricula einerseits und der Ausbildungspläne andererseits.

Tipp

Die Rahmenpläne und das Begleitmaterial stehen Ihnen auf der Homepage des BIBB bestehend aus dem Begründungsrahmen, dem Rahmenlehrplan für den theoretischen und praktischen Unterricht und den Rahmenausbildungsplan für die praktische Pflegeausbildung zur Verfügung. Zusammen mit der PflAPrV stellen sie eine bundesweit gültige Grundlage für die Entwicklung schulinterner Curricula und einrichtungsspezifischer Ausbildungspläne dar.
Sie finden sie hier: https://www.bibb.de/de/86562.php

Für die Erarbeitung der Rahmenpläne haben das Bundesministerium für Familie, Senioren, Frauen und Jugend und das Bundesministerium für Gesundheit eine Fachkommission eingerichtet, die mit einem Rahmenlehrplan für den theoretischen und praktischen Unterricht und mit einem hierauf abgestimmten Rahmenausbildungsplan für die praktische Ausbildung die qualitative und bundesweit einheitliche inhaltliche Ausgestaltung der beruflichen Pflegeausbildung unterstützt.

Hierin werden die beruflichen sowie die didaktisch-pädagogischen Kernaussagen, die der Rahmenplanentwicklung zugrunde liegen dargelegt. Dennoch müssen sich Pflegeschulen und Ausbildungsbetriebe pädagogisch und inhaltlich mit der Umsetzung dieser Vorgaben auseinandersetzen.

Tipp
Lesen Sie in den Rahmenplänen und verschaffen Sie sich selbst einen Überblick über die Ideen und Vorgaben der Fachkommission. So entwickeln Sie ein Gefühl für die Komplexität der Pflegeausbildung. Lesen Sie insbesondere die Rahmenpläne für die praktische Pflegeausbildung.

1.10 Vom Rahmenausbildungsplan zum Ausbildungsplan

Im Mittelpunkt der Rahmenausbildungspläne steht das arbeitsgebundene Lernen in der Pflegepraxis, dass im Rahmen der in § 6 PflBG geforderten Anleitungszeit durch die Praxisanleitenden umgesetzt werden soll. Die Rahmenausbildungspläne folgen den gesetzlichen Anforderungen, indem die beschriebenen Aufgabenstellungen bzw. Situationen nach Kompetenzbereichen geordnet und in der Regel auf Basis des vollständigen Pflegeprozesses bearbeitet werden.

Dabei nimmt mit zunehmenden Ausbildungsverlauf die Komplexität der Aufgabenstellungen/Situationen zu, indem z. B. der Grad der Pflegebedürftigkeit zunimmt oder weitere Bezugspersonen in die Situation integriert sind. Weil die in den Rahmenausbildungsplänen formulierten Aufgaben/Situationen einen hohen Abstraktionsgrad besitzen und nur grob formuliert sind, müssen von diesen Aufgaben/Situationen ausgehende konkrete Arbeits- und Lernaufgaben abgeleitet werden, die je nach zeitlichem Ausbildungsverlauf in dem jeweiligen Ausbildungsplan abgebildet und im Ausbildungsnachweis dokumentiert werden.[2]

---

[2] Vgl. Schriften der Fachkommission nach § 53 PflBG (2019): Rahmenlehrpläne der Fachkommission nach § 53 PflBG. Rahmenlehrpläne für den theoretischen und praktischen Unterricht. Rahmenausbildungsplan für die praktische Ausbildung, S. 18 ff.

Die Pflegeschulen geben durch die weitere Differenzierung des schulinternen Curriculums im internen Lehrplan die Abfolge und strukturelle Ordnung der Inhalte und Methoden der theoretisch zu vermittelnden Inhalte vor. Zudem werden strukturelle und terminliche Vorgaben durch die generellen Ausbildungs(verlaufs)pläne durch die Pflegeschulen festgelegt. Die inhaltlichen und strukturellen Vorgaben erreichen die praktischen Ausbildungsträger, die aufgrund dieser Vorgaben wiederum den betrieblichen Ausbildungsplan und die individualisierten Ausbildungspläne erstellen.

Info

Gemäß § 18 PflBG verantworten die Träger der praktischen Ausbildung die Gestaltung des Ausbildungsplans.

1.11 Prozess und Planungsinstrumente praktische Pflegeausbildung

Die praktische Pflegeausbildung folgt strukturell den in der Abbildung (▸ Abb. 5) dargestellten Prozessen.

Lesen Sie in der Abbildung alle Prozessschritte vom Rahmenausbildungsplan bis hin zum Ausbildungsnachweis. Hier können Sie die Planungsinstrumente, wie z. B. Ausbildungsverlaufsplan, Schulcurriculum, individueller Ausbildungsverlaufsplan usw. wiederfinden.

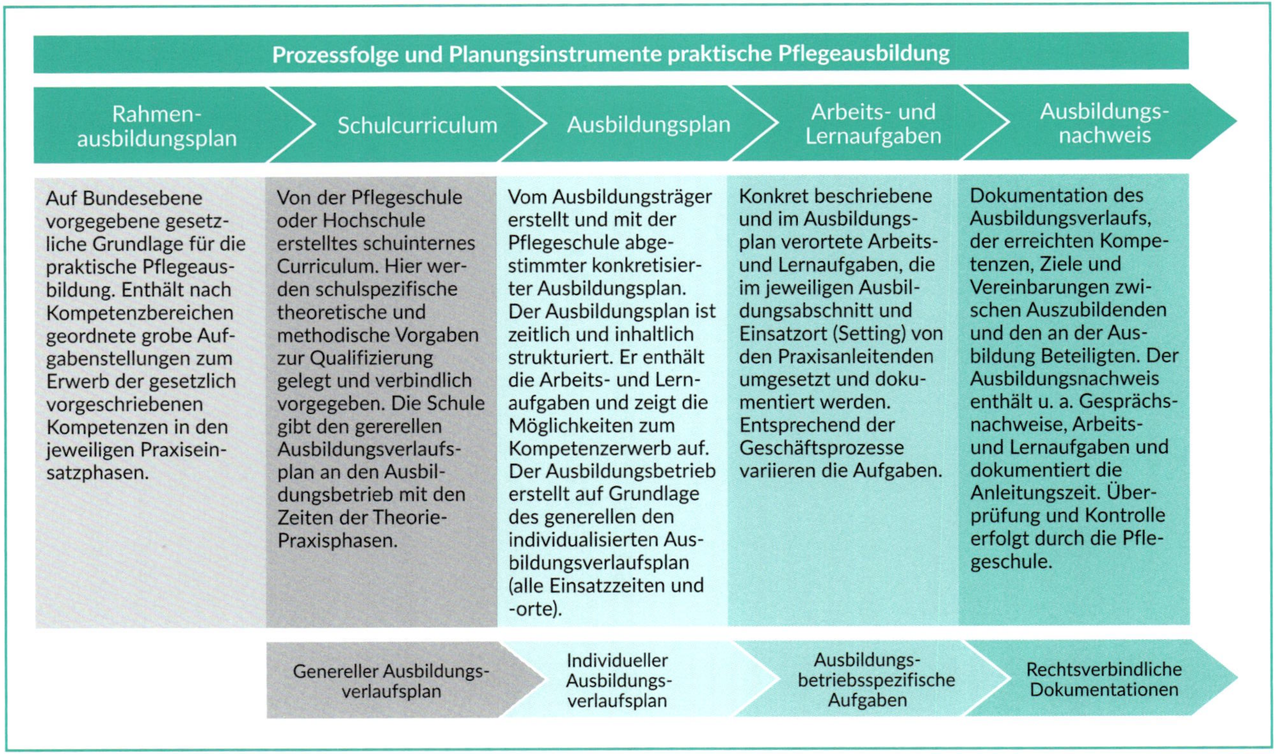

Prozessfolge und Planungsinstrumente praktische Pflegeausbildung				
Rahmen-ausbildungsplan	Schulcurriculum	Ausbildungsplan	Arbeits- und Lernaufgaben	Ausbildungs-nachweis
Auf Bundesebene vorgegebene gesetzliche Grundlage für die praktische Pflegeausbildung. Enthält nach Kompetenzbereichen geordnete grobe Aufgabenstellungen zum Erwerb der gesetzlich vorgeschriebenen Kompetenzen in den jeweiligen Praxiseinsatzphasen.	Von der Pflegeschule oder Hochschule erstelltes schuinternes Curriculum. Hier werden schulspezifische theoretische und methodische Vorgaben zur Qualifizierung gelegt und verbindlich vorgegeben. Die Schule gibt den gererellen Ausbildungsverlaufsplan an den Ausbildungsbetrieb mit den Zeiten der Theorie-Praxisphasen.	Vom Ausbildungsträger erstellt und mit der Pflegeschule abgestimmter konkretisierter Ausbildungsplan. Der Ausbildungsplan ist zeitlich und inhaltlich strukturiert. Er enthält die Arbeits- und Lernaufgaben und zeigt die Möglichkeiten zum Kompetenzerwerb auf. Der Ausbildungsbetrieb erstellt auf Grundlage des generellen den individualisierten Ausbildungsverlaufsplan (alle Einsatzzeiten und -orte).	Konkret beschriebene und im Ausbildungsplan verortete Arbeits- und Lernaufgaben, die im jeweiligen Ausbildungsabschnitt und Einsatzort (Setting) von den Praxisanleitenden umgesetzt und dokumentiert werden. Entsprechend der Geschäftsprozesse variieren die Aufgaben.	Dokumentation des Ausbildungsverlaufs, der erreichten Kompetenzen, Ziele und Vereinbarungen zwischen Auszubildenden und den an der Ausbildung Beteiligten. Der Ausbildungsnachweis enthält u. a. Gesprächsnachweise, Arbeits- und Lernaufgaben und dokumentiert die Anleitungszeit. Überprüfung und Kontrolle erfolgt durch die Pflegeschule.
	Genereller Ausbildungs-verlaufsplan	Individueller Ausbildungs-verlaufsplan	Ausbildungs-betriebsspezifische Aufgaben	Rechtsverbindliche Dokumentationen

Abb. 5: Prozess und Planungsinstrumente praktische Pflegeausbildung.

1.12 Vom Ausbildungskonzept zum Ausbildungsplan

Häufig werden die Begriffe »Ausbildungsplan« und »Ausbildungskonzept« synonym verwandt. Während der betriebliche Ausbildungsplan eine konkrete Planung beschreibt, umfasst das betriebliche Ausbildungskonzept darüber hinaus aber alle bedeutenden Inhalte, die zur praktischen Pflegeausbildung gehören. Das Konzept gilt als übergeordnete Konzeption, um konkret planen zu können und sollte in allen Ausbildungsbetrieben vorliegen.

Mit der Erarbeitung von Ausbildungskonzepten und -plänen sind die Ausbildungsbetriebe befasst. Die inhaltlichen Spezifika des Pflegeunternehmens stehen hierbei im Vordergrund.

Tipp

Fragen Sie bei Ihrem Ausbildungsträger nach einem möglichen Ausbildungskonzept. Lassen Sie sich das Ausbildungskonzept aushändigen und studieren Sie es. So erfahren Sie Wesentliches zum Leitbild, zu inhaltlichen Schwerpunkten, zu Kooperationspartnern, zu Anleitungs- und Ausbildungsprozessen und ggf. zu praktischen Prüfungen.

1.13 Vom generellen zum individuellen Ausbildungsplan

Für jeden Auszubildenden ist ein individueller Ausbildungsplan oder auch Ausbildungsverlaufsplan (▶ Abb. 5) zu erstellen.

Info

Mit Ausbildungsplan ist die Planung der einzelnen Theorie und Praxisblöcke für die einzelnen Ausbildungsjahre gemeint. Der Ausbildungsplan ist eine zeitliche und inhaltliche Gliederung der Ausbildung, der für jede angehende Pflegefachkraft individuell konfiguriert und zwischen generellem und individuellem Ausbildungsplan unterschieden wird.

Der generelle Ausbildungsplan ist unter Berücksichtigung der Vorgaben des schulinternen Curriculums und der Theorie-Praxisphasen zu erstellen. Der individuelle hingegen wird auf den einzelnen Auszubildenden mit konkreten Einsatzorten, auch unter Berücksichtigung der individuellen Zielplanung des Lernenden erstellt.

Beispiel **Charlotte informiert sich**

Charlotte hat sich bereits zu Beginn ihrer Ausbildung mit ihrer Praxisanleiterin zusammengesetzt. Nachdem der generelle Ausbildungsplan, den die Pflegeschule erstellt hat, bei ihrem Ausbildungsträger vorlag, ruft die Praxisanleiterin Charlotte zu sich: *»Hier im Plan sind alle Theorie- und Praxisphasen ersichtlich, wir besprechen nun alle Einsatzorte und auch deine Urlaubszeiten.«* Charlotte ist begeistert: *»Das finde ich super, dann kann ich langfristig meinen Urlaub planen und mich auch schon auf alle meine Ausbildungsbetriebe gedanklich vorbereiten, bis zum Ende meiner Ausbildung.«*

Zudem gibt die Praxisanleiterin Charlotte das Ausbildungskonzept des ambulanten Pflegedienstes. *»Hierin findest Du alles Wesentliche zu Deiner praktischen Pflegeausbildung, bis hin zur praktischen Prüfung. Ich schlage vor, Du liest das Konzept und dann gehen wir es bei dem Erstgespräch zum ersten Praxiseinsatz gemeinsam durch.«*

1.14 Praxisanleitung und -begleitung

Sie werden den Unterschied von Praxisanleitung und -begleitung sicher schon kennen: Praxisanleitende in der Pflege arbeiten mit Ihnen als Auszubildende eng zusammen. Praxisanleitende planen und gestalten Anleitungssequenzen, steuern Lernprozesse und vermitteln den angehenden Pflegefachkräften die nötige Pflegepraxis. Vielleicht lernen Sie koordinierende Praxisanleitungen kennen, die die Ausbildungsprozesse in den Krankenhäusern und Pflegeeinrichtungen steuern. Ihnen sollten immer Praxisanleitungen fest zugeordnet werden. Praxisanleitungen sind Ihre praktischen Ausbildner. Die Praxisbegleitung erfolgt von Lehrenden aus der Pflegeschule.

In der Regel findet einmal pro Praxiseinsatz die sog. Praxisbegleitung statt, zu der eine Lehrkraft (meist die Kursleitung) in den Praxislernort kommt. Dies dient einer Lernstandserhebung und dem Gelingen des Theorie-Praxis-Transfers, aber auch dem informellen Austausch zwischen Praxisanleitung, Lehrkraft und Ihnen.

Tipp

Informieren Sie sich bei Ihrem Ausbildungsträger, welche Praxisanleitung für Sie verpflichtend zuständig ist. Erkundigen Sie sich auch, ob es in Ihrer Einrichtung eine koordinierende Praxisanleitung gibt und wie die Zusammenarbeit mit den Praxisanleitenden in den weiteren kooperierenden Pflegeeinrichtungen organisiert ist.

1.15 Wen pflegen Sie?

Patient, Kunde, Bewohner, Klient, Pflegeempfänger oder zu pflegender Mensch?

Im praktischen pflegerischen Alltag treffen Sie auf Patient*innen, Bewohner*innen oder Gepflegte, Pflegekund*innen, Klient*innen oder Tagesgäste – je nach dem, in welchem Setting sich der Mensch aufhält. Die Sichtweise, dass Menschen, die einen Pflegebedarf haben, immer Patient*innen sind, gilt als überholt und rührt aus einer Zeit, zu der Pflege Krankenpflege war. Der Begriff »Patient« leitet sich aus der medizinischen Pflege ab und begründet sich aus der Fokussierung auf Diagnosen. Entsprechend des altersdemografischen Wandels und der Diversität an Orten (Settings), an denen heute Pflege stattfindet, trifft die Fokussierung auf die Diagnose hauptsächlich im Krankenhaus zu.

Info
Nahezu 80 Prozent aller Menschen, die Pflege professionell erfahren, leben heute in Häuslichkeit und an Orten, an denen die Lebensweltorientierung und Pflegephänomene im Vordergrund von Pflegeprozessen stehen.

Die Begriffe »Pflegeempfänger« oder »Pflegebedürftiger« signalisieren Passivität, Abhängigkeit und die Demut des Empfangens. Sie verhindern das Denken in Akzeptanz und Gleichberechtigung auf Augenhöhe und das vereinbarte Arbeiten im geschlossenen Arbeitsbündnis. Im Pflegeberufegesetz wird die Umschreibung »zu pflegenden Menschen« und in Kurzform »zu Pflegenden« genutzt.

1.16 Übung: Sind Sie auf den ersten Praxiseinsatz gut vorbereitet?

Fragen Sie sich: Machen Sie es wie Charlotte?
Charlotte hat sich zu Beginn ihrer Pflegeausbildung mit dem Ausbildungskonzept des Ausbildungsträgers auseinandergesetzt, den individuellen Ausbildungsplan studiert, alle Termine in ihren privaten Kalender übertragen und Einblick in die Rahmenpläne der Fachkommission gehalten. Zudem hat sie auf der Homepage ihres zuständigen Ministeriums wichtige länderspezifische Informationen zur theoretischen und praktischen Pflegeausbildung erfahren können.

Charlotte hat das Pflegeberufegesetz und die Pflegeberufe-Ausbildungs- und Prüfungsordnung im Originaltext im Internet gefunden und die wichtigen Paragrafen gelesen.

1.17 Reflexions-Check: Motivation

Tab. 2: Möchten Sie Lernen lernen?

Ich reflektiere:	Trifft gar nicht zu	Trifft teilweise zu	Trifft voll zu
1. Ich habe grundsätzlich eine positive Haltung zum Lernen.			
2. Ich verstehe Lernen als Mittel, um handlungskompetent und selbstsicher zu werden.			
3. Ich verspüre eine Verpflichtung den zu pflegenden Menschen gegenüber, dass mein Wissen, Verhalten und Handeln stets dem aktuellen Wissensstand entsprechen und respektvoll sein muss.			
4. Ich versuche zunehmend negative Lernerlebnisse zu reflektieren und nicht mit in die Zukunft tragen zu wollen.			

Ich reflektiere:	Trifft gar nicht zu	Trifft teilweise zu	Trifft voll zu
5. Mir ist bewusst, dass die Pflegeausbildung zur Erwachsenenbildung zugehörig ist und ich aktiv selbst lernen muss.			
6. Ich eigne mir Wissen und Können aktiv und selektiv an. Das heißt, ich wähle aus, was ich lernen und üben möchte.			
7. Mir ist bewusst und ich kann realistisch einschätzen, was ich bislang weiß und kann.			
8. Ich verstehe, dass ich für meine Ausbildung selbst verantwortlich bin.			
9. Ich optimiere täglich meine Lernplanung und strukturiere mein Lernen.			
10. Ich bereite mich grundsätzlich selbst auf neuen Themen und Situationen vor und lasse mich nicht von Überraschungen überrumpeln.			

1.18 Reflexions-Check: Lernen an den Lernorten der Pflegepraxis

Tab. 3: Kennen Sie die Grundlagen zur praktischen Pflegeausbildung?

Ich reflektiere:	Trifft gar nicht zu	Trifft teilweise zu	Trifft voll zu
1. Ich kenne die Bausteine der praktischen Pflegeausbildung, mit denen sich mein Ausbildungsbetrieb befassen muss und ich begegne den Personen dort respektvoll.			
2. Mir sind die rechtlichen Strukturvorgaben zur praktischen Pflegeausbildung bekannt.			

Ich reflektiere:	Trifft gar nicht zu	Trifft teilweise zu	Trifft voll zu
3. Ich kenne im Internet die Fundorte zum Auffinden der Primärquellen: - Zum Pflegeberufegesetz - Zur Pflegeberufe-Ausbildungs- und Prüfungsordnung - Zu den Rahmenplänen der Fachkommission.			
4. Ich kenne den Fundort beim BIBB zu den Pflegeberufen.			
5. Ich kenne die Homepage meines Bundeslandes mit Informationen zur Pflegeausbildung.			
6. Ich kenne die Begriffe und die Abfolge der Praxiseinsätze.			
7. Ich kenne meinen individuellen Ausbildungsplan und habe alle Termine in meinen privaten Terminkalender übertragen.			
8. Ich habe alle meine Urlaubszeiten mit der verantwortlichen Praxisanleiterin abgestimmt.			
9. Ich kenne die einrichtungsbezogenen Vorgaben für die Zwischen- und Abschlussprüfung.			
10. Ich verhalte mich proaktiv zu allen Lernaktivitäten, das heißt, ich warte nicht ab, bis und ob mir jemand Lernangebote macht und Informationen gibt, sondern ich fordere sie kontinuierlich ein.			

2 Kompetenz, Handlungskompetenz, Performanz und Evidence

Wissen ist nicht Können. Wissen und Können zu verbinden ist Kompetenz. Kompetenz zu zeigen ist Performanz.

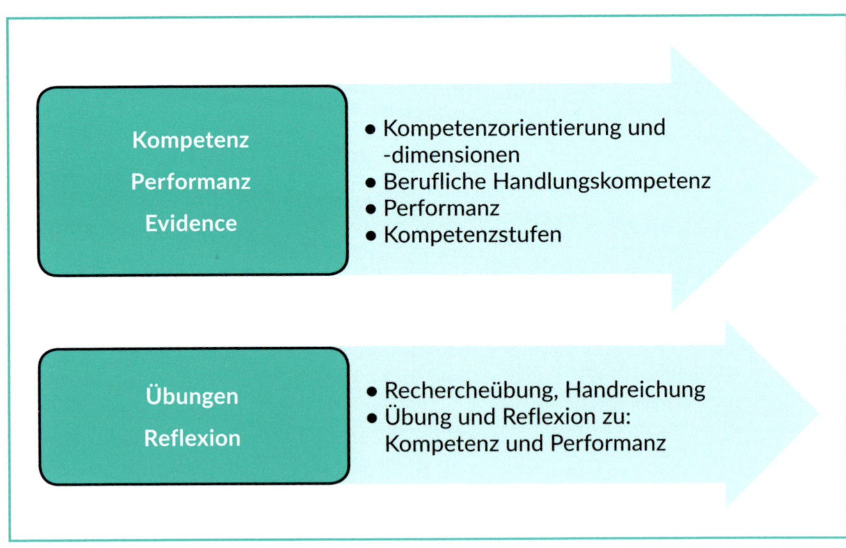

Abb. 6: Das Kapitel im Überblick.

2.1 Kompetenzorientierung und -dimensionen

Vergessen Sie nie: Kompetenz kann man nicht vermitteln. Kompetenz kann man nur entwickeln.

Sie fragen sich vielleicht: Warum muss ich mich während der Pflegeausbildung mit dem Thema Kompetenz befassen? Das Lernen und die Einsätze in der generalistischen Pflegeausbildung orientieren sich an fünf Kompetenzbereichen, die in den bundeseinheitlichen Rahmenplänen der Fachkommission nach § 53 PflBG formuliert sind (▶ Abb. 7).

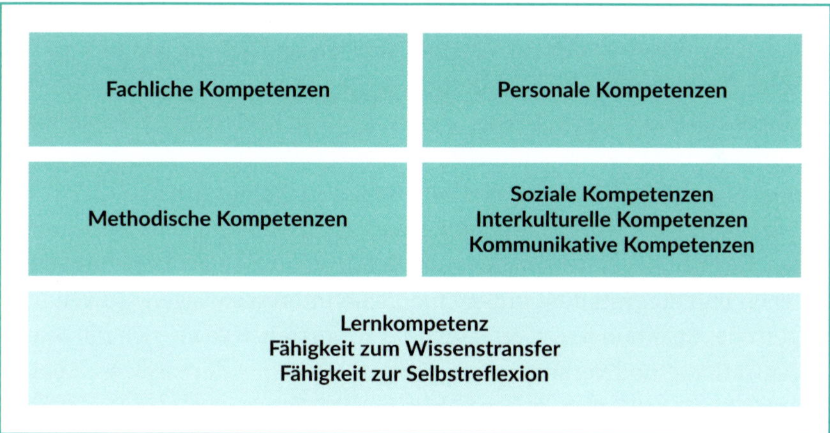

Abb. 7: Kompetenzdimensionen nach § 5 Abs. 1 PflBG.

Hiernach sollten Ihnen die Begriffe fachliche, personale, methodische, soziale interkulturelle und kommunikative Kompetenzen vertraut sein. Zudem sollten Sie ein grundlegendes Verständnis zur Lernkompetenz haben und zu den Fähigkeiten, sich Wissen und Können aneignen und in die Praxis transferieren zu können. Zudem ist es im Pflegeberuf unverzichtbar, selbstreflexiv zu denken und zu arbeiten.

Hier zur Vertiefung einige wichtige Definitionen:

- **Fachkompetenz** ist die Fähigkeit, fachbezogenes und fächerübergreifendes Wissen zu verknüpfen, zu vertiefen, kritisch zu prüfen sowie in Handlungszusammenhängen anzuwenden. Fachkompetenz ist »Know what«.
- **Methodenkompetenz** ist die Fähigkeit zur Anwendung von Arbeitstechniken, Verfahrensweisen und Lernstrategien. Methodenkompetenz beinhaltet die Fähigkeit, Informationen zu beschaffen, zu strukturieren und wiederzuverwerten sowie Ergebnisse von Verarbeitungsprozessen richtig zu interpretieren und geeignet zu präsentieren. Methodenkompetenz ist »Know how«.
- **Persönliche Kompetenz** ist die Fähigkeit und die Bereitschaft, selbstorganisiert, zuverlässig und eigeninitiativ zu handeln. Persönliche Kompetenz beinhaltet, sich der eigenen Stärken und Schwächen bewusst zu sein, flexibel auf sich verändernde Bedingungen zu reagieren und sich stets selbst im eigenen Leistungsvermögen zu hinterfragen. Persönliche Kompetenz ist »Know yourself«.
- **Sozialkompetenz** bezeichnet die Fähigkeit zu Dialog, Konsens und Kritik. Sozialkompetenz beinhaltet im Besonderen Teamfähigkeit: Sie bezeichnet die grundlegende Fähigkeit und Bereitschaft, soziale Beziehungen zu leben und zu gestalten, unterschiedliche Interessenslagen, Zuwendungen oder Spannungen zu erfassen und zu verstehen sowie sich mit Anderen rational und verantwortungsbewusst auseinanderzusetzen. Sozialkompetenz zeigt sich insbesondere in der kommunikativen Kompetenz im Kontakt zu Pflegenden und in der Zusammenarbeit mit Kolleginnen, Kollegen und Vorgesetzten. Auch zeigt sich bei dem Sichtbarwerden von interkulturellem Verständnis, Respekt und Toleranz, wie weit entwickelt und wie komplex die interkulturelle Kompetenz bei einer Person ist. Der Umgang mit Menschen anderer Kulturen ist im Pflegeberuf bedeutsam, im Team und im Umgang mit zu Pflegenden. Mit interkultureller Kompetenz können Missverständnisse, Konflikte und Kulturschock-Erlebnisse vermieden werden. Sozialkompetenz ist »Know the others«.
- **Transferkompetenz** ist die Fähigkeit und Bereitschaft, Gelerntes aktiv in breite Anwendungskontexte zu übertragen und die dort gemachten Erfahrungen beim Lernen aktiv zu nutzen. Feedback ist dabei wichtig! Erfolgreicher Transfer erfolgt systematisch und unter Berücksichtigung

der sich schnell wandelnden Anforderungen der Wissens- und Informationsgesellschaft. Transferkompetenz ist »Know how to apply your knowledge«.

2

Einfach erklärt und leicht zu merken

- Fachkompetenz – »know what«
- Methodenkompetenz – »know how«
- Persönliche Kompetenz – »know yourself«
- Sozialkompetenz – »know the others«
- Transferkompetenz – »know how to apply your knowledge«

Häufig wird als professionelle Kompetenz die Fachkompetenz als die zentrale Kompetenzfacette genannt. Im Pflegeberuf gilt jedoch als fachliche Kompetenz nicht nur die Ausführung einer z. B. medizinisch-technischen Intervention. Die Art der Ausführung und die begleitende empathische und kommunikative Haltung ist auch immer als wesentliche Kompetenz zu betrachten, da – anders als in Produktionsbetrieben – lebende, einzigartige und individuell zu pflegende Menschen im Ziel der Ausführung stehen.

Die professionelle Kompetenz wird also immer beeinflusst von den überfachlichen Kompetenzfacetten, die sich in positive und negative Kompetenzaspekte unterscheiden lassen.

Handlungskompetenz ist die Fähigkeit und Bereitschaft des Einzelnen, Wissen, Kenntnisse und Fertigkeiten sowie persönliche, soziale und methodische Fähigkeiten zu nutzen und sich nachhaltig, sowie individuell und sozial verantwortlich zu verhalten.

Transferkompetenz ist die Fähigkeit, Gelerntes in Anwendung zu bringen, wie z. B. Interventionen im Unternehmen systematisch vorzuschlagen, daran teilzunehmen, durchzuführen und zu evaluieren.

Lernkompetenz: Um den Anforderungen entsprechen zu können, die die Pflegeausbildung an Sie richtet, ist es unerlässlich, dass Sie neben einem theoriegeleiteten Wissenserwerb kontinuierlich auch praktisch systematisch lernen. Lernkompetenz ist die Fähigkeit und Bereitschaft, Informationen über Sachverhalte und Zusammenhänge selbstständig und auch gemeinsam mit anderen zu verstehen, auszuwerten und in gedankliche Strukturen einzuordnen. Zu der Lernkompetenz gehört auch eine Methodenkompetenz, das heißt, Sie sollten über möglichst viele und unterschiedliche Methoden verfügen, die Sie beim Lernen einsetzen. Eine gut entwickelte Lernkompetenz ist die Basis für eine gelingende Pflegeausbildung. Von Ihnen wird erwartet, dass Sie handlungskompetent werden. Auch in der praktischen Prüfung versuchen Prüfende festzustellen, ob Sie handlungskompetent sind.

2.2 Woraus ergibt sich die berufliche Handlungskompetenz?

Berufliche Handlungskompetenz ist das Ziel Ihrer Pflegeausbildung.

Wichtig

Sie sind beruflich handlungskompetent, wenn Sie befähigt und bereit sind zu zeigen, dass Sie sich in beruflichen, gesellschaftlichen und privaten Situationen sachgerecht durchdacht sowie individuell und sozial verantwortlich verhalten können.

Kompetenz erwirbt man u. a. durch Bildung, Weiterbildungsmaßnahmen, Erfahrung, Selbstreflexion, informelles Lernen, aber auch autodidaktisch. Auch ethische Kompetenz ist ein Teil einer gelungenen Handlungskompetenz.

Kompetenzen basieren, anders als Wissen, auf selbst gemachten Erfahrungen. Deshalb können Kompetenzen nicht vermittelt werden, sondern nur selbstorganisiert – in neuartigen, offenen und realen Problemsituationen kreativ handelnd – erworben werden.

Bedenken Sie immer: Kompetenz können Sie nur selbst entwickeln. Lehrende können dazu nur Angebote machen sowie Kompetenzentwicklung unterstützen und anbahnen. Von pflegerischer beruflicher Handlungskompetenz spricht man, wenn Pflegende Aufgaben und Herausforderungen ihres Berufes bewältigen können.

2.3 Die Performanz?

Verdeutlichen Sie sich, dass Sie ihr Können auch zeigen. Erst wenn Sie zeigen, was Sie wissen und vor allem praktisch umsetzen können, werden Ihre Kompetenzen sichtbar. Erst dann können Ihre Ausbildungsverantwortlichen Ihr Handeln beobachten, einschätzen und bewerten.

Wichtig

Wenn Sie Ihre Handlungskompetenz zeigen, spricht man von Performanz. Überlegen Sie immer kritisch: Glauben Sie nur, etwas zu können, oder trauen Sie sich auch, es öffentlich zu zeigen?

Es lohnt sich, die Begriffe Wissen, Kennen, Können, Kompetenz und Performanz näher zu betrachten. Die Unterscheidung von Wissen und Können verdeutlicht die Differenz von Kennen und Kompetenz.

Während Kompetenz die Gesamtheit aller Fähigkeiten ist, die zur Durchführung einer bestimmten Aufgabe gebraucht werden, versteht man unter Performanz die Fertigkeiten, die zum Erreichen eines Ziels notwendig sind und die ein Mensch real und tatsächlich umsetzt. Das heißt, selbst wenn Sie über etwas theoretisch verfügen **(Kennen)** und in der Lage sind, dies praktisch zu tun **(Können)**, muss das nicht bedeuten, dass Sie es auch real tatsächlich umsetzen und zeigen.

Beispiel **Mahari und die Perfomanz**

Die Auszubildende Mahari verfügt zunehmend über Wissen und Können sowie Fähigkeiten und Fertigkeiten bei Frühgeborenen. So kennt sie z. B. die Bedeutung des Hautkontaktes vom Frühgeborenen zur Haut der Mutter. Sie weiß alles über die primäre und natürlichste sensorische Stimulation für das Kind. Sie weiß, dass zur Förderung des Fühlens, Riechens, Schmeckens, Hörens und Sehens des Kindes, das Känguruhen Eltern und Kindern uneingeschränkt zu ermöglichen ist.
Mahari kann das Känguruhen praktisch ermöglichen. Hierzu kennt sie alle Handlungsschritte. Sie ist kompetent, das heißt, sie kann eine bestimmte Aufgabe durchführen.
Seit zwei Wochen führt sie dies auch selbstständig praktisch aus. Immer, wenn die Eltern kommen, ermöglicht sie das Känguruhen, ohne Zutun einer examinierten Pflegekraft. Nun spricht man von Performanz, da die tatsächliche Ausführung des Könnens erfolgt.
Hieraus folgt, dass Kompetenz immer über deren Performanz beurteilt werden kann.

Die Transferkompetenz beschreibt, ähnlich wie bei der Performanz, die Fähigkeit, Gelerntes tatsächlich real in die Praxis umzusetzen. Es stellt, wie bereits erwähnt, einen Unterschied dar, ob ein Mensch in der Lage ist, Handlungen durchführen zu können (Kompetenz) oder ob er auch gewillt ist, sein Können systematisch in Unternehmen vorzuschlagen, einzubringen, daran teilzunehmen, durchzuführen und zu evaluieren (Performanz).

2.4 Die Kompetenzstufe bestimmen

Sie müssen Ihr praktisches Handeln immer selbst verantworten können.

Während Ihrer Pflegeausbildung können und sollten Sie Ihr Wissen und Handeln stets selbst einschätzen. Die Stufen der Pflege-Lernkompetenz in der Pflegebildung beginnen beim »Nicht Wissenden und nicht Könnenden«. Dann folgt die Stufe des »Unerfahrenen Lernenden«, des »Erfahrenen Lernenden«, des »Prüflings«, bevor er als examinierter »Ausgebildeter und Neuling« beginnt als Pflegefachkraft zu arbeiten (▶ Abb. 8).

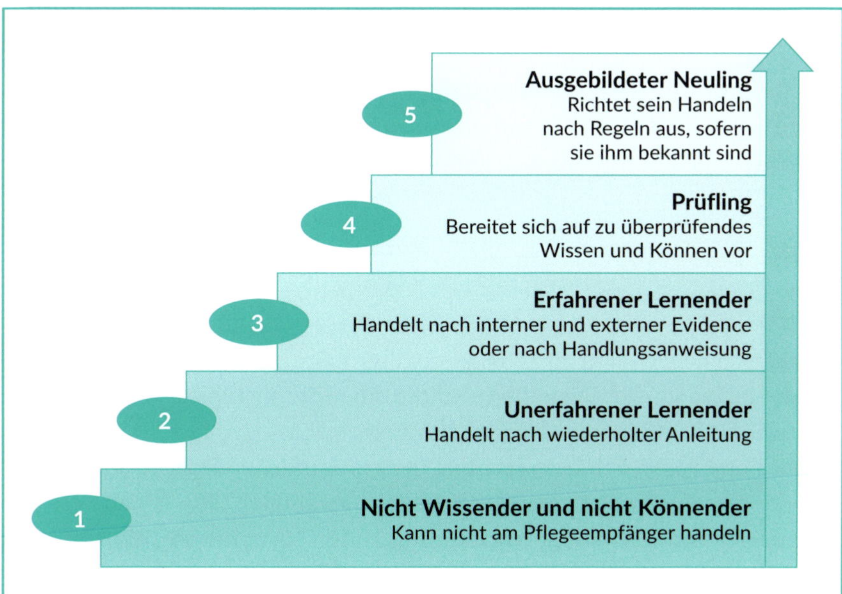

Abb. 8: Kompetenzstufen Pflege-Lernender.

- Als »Nicht Wissender und nicht Könnender« kann/darf es keine direkten professionellen Handlungen am zu pflegenden Menschen geben. In dieser Stufe steuert die Praxisanleitende oder die verantwortlichen Pflegekräfte die Lernenden und leitet diese zur Beobachtung an.

- Als »Unerfahrener Lernender« kann der Lernende nach wiederholter Anleitung unter Aufsicht handeln. Hat ein Lernender die Kompetenzstufe drei erreicht und ist ein »Erfahrener Lernender«, so handelt er schon je nach Aufgabe bedingt selbstständig und ist befähigt, externe Evidence gezielt zu nutzen und zunehmend interne Evidence (▶ Kap. 3.7) aufzubauen.
- Während der Phase als »Prüfling« bereitet sich der Lernende umfassend auf die Anforderungen der staatlichen praktischen, schriftlichen und mündlichen Abschlussprüfung vor. Dies ist häufig die Phase des höchsten Wissens, da sich die Lernenden theoretisch intensiv vorbereiten.
- Als »Ausgebildeter und Neuling« werden die frisch examinierten Pflegenden in die Welt der Pflegebedarfe entlassen.

Ihre Berufs- und Beschäftigungsfähigkeit ist je nach dem gegeben, welche Erfahrungen und Vertiefungen oder welche Wahlmöglichkeit Sie während der Pflegeausbildung genießen konnten.

Tipp

Lassen Sie sich nicht zu Tätigkeiten überreden, zu denen Sie kein oder zu wenig Wissen haben und die Sie nicht ausführen können. Auch das Können müssen Sie erst üben.

Der hohe Fachkräftemangel führt in der beruflichen Praxis häufig zu einer Überforderung von Pflege-Azubis. Versuchen Sie, sich ab Beginn Ihrer Ausbildung von den Tätigkeiten abzugrenzen, die Sie selbst nicht verantwortlich durchführen können.

2.5 Übung: Kompetenz und Performanz

Im Sinne der Pädagogik bedeutet Performanz das Verhalten, bei dem Kompetenz sichtbar wird. Kompetenz beschreibt das Können. Ob das Können gezeigt wird, entscheiden Menschen über ihre Motivation. Wird Kompetenz sichtbar, indem Menschen ihr Können zeigen, spricht man von Performanz (Achtung: Nicht verwechseln mit Performance).
Reflektieren Sie, welche Handlungen Sie gerne »zeigen« und welche Sie vielleicht können, aber Sie öffentlich nicht zeigen, weil Sie sich dies (noch) nicht trauen. Listen Sie diese Tätigkeiten auf und erweitern Sie Ihre Performanz kontinuierlich und geplant (▶ Tab. 4).

Tab. 4: Wie sieht es aus mit Ihrer Kompetenz und Ihrer Perfomanz?

Ich traue mich, folgende Handlungen schon zu zeigen.	Ich nehme mir vor, folgende Handlungen zu zeigen und bereite mich darauf vor.

Üben Sie Sätze, mit denen Sie sich in schwierigen Situationen retten, um nicht Tätigkeiten ausführen zu müssen, die Sie nicht verantworten können, wie z. B.:

- »Tut mir leid. Leider kann ich die Infusion nicht anlegen. Mir fehlen noch theoretisches Wissen, eine praktische Anleitung und Übung.«
- »Ich verstehe gut, dass Sie möchten, dass ich allein zu Frau X fahre, aber ich kann die Verantwortung nicht übernehmen.«
- »Ich kann Herrn X nicht allein aus dem Bett mobilisieren. Ich benötige eine weitere Pflegekraft. Einen Sturz kann ich nicht verantworten.«
- »Wenn Sie mich noch zweimal zum Positionswechsel bei Frau X anleiten und ich dies üben könnte, würde ich mir zutrauen, es eigenständig durchführen zu können.«
- »Ist es möglich, dass wir mit der Vier-Stufen-Methode die Anleitung zur Pflege von Herrn X durchführen? Ich möchte selbstständiger werden.«

Üben Sie weitere Sätze!

2.6 Übung: Recherche Broschüre Handreichung

Recherchieren Sie in den folgenden Dokumenten:

- Handreichung Lernort Praxis (https://www.bibb.de/dienst/publikationen/de/17175)
- Kompetenzmatrix (https://www.bibb.de/de/86562.php)

Broschüre: Handreichung Lernort Praxis

Die Handreichung für die Pflegeausbildung am Lernort Praxis liefert Ihnen hilfreich Übersichten Informationen und Übersichten. Lesen Sie die Handreichung und nutzen Sie:

- in Kap. 2.5 die Ordnungsprinzipien der Kompetenzen in der Pflegeberufe-Ausbildungs- und Prüfungsverordnung,
- in Kap. 3.2.5 die Anwendungsbeispiele,
- in Kap. 4.1 die Vorlage für die geplante Praxisanleitungen,
- in Kap. 4.2 die Indikatoren für eine vierstufige Kompetenzsteigerung in zehn Kategorien,
- in Kap. 4.3 die Checkliste zur Einschätzung von Leistungen und Aufgabenanforderungen in der praktischen Pflegeausbildung,
- in Kap. 4.4 mit dem Kompetenznetz zur Selbst- und Fremdeinschätzung,
- in Kap. 4.5 mit den Gesprächsleitfäden für Erst-, Zwischen- und Abschlussgespräch,
- vergleichen Sie diese Vorgaben inhaltlich mit denen Ihrer Pflegeschule.

Kompetenzmatrix

Nutzen Sie zur Übersicht der Kompetenzzuordnungen die Kompetenzmatrix, die Sie auf der Homepage des BIBB/Rahmenpläne/Kompetenzmatrix finden: https://www.bibb.de/dienst/publikationen/de/16560

Die Kompetenzbereiche und -schwerpunkte sind vereinfacht in der Tabelle grob dargestellt (Vgl. die Anlangen 1–5 der PflAPrV).

2.7 Reflexions-Check: Kompetenz und Performanz

Tab. 5: Wie kompetent sind Sie im Wissen und in der Anwendung von Kompetenz und Performanz?

Ich reflektiere:	Trifft gar nicht zu	Trifft teilweise zu	Trifft voll zu
1. Mir ist bewusst: Kompetenz erwirbt man unter anderem durch Bildung, Übung, Weiterbildungsmaßnahmen, Erfahrung, Selbstreflexion und informelles Lernen.			
2. Mir ist bewusst: Kompetenzen bekommt man nicht vermittelt, sondern Kompetenzen muss ich selbst entwickeln.			
3. Die Kompetenzfacetten (fachliche, soziale, personale, methodische...Kompetenz) sind mir vertraut und ich kann sie definieren.			
4. Ich weiß, was man unter Handlungskompetenz versteht und weiß, wie man Handlungskompetenz entwickeln kann.			
5. Mir ist bewusst, wenn ich keine Performanz zeige, wissen andere Personen nicht, was ich kann.			
6. Ich reflektiere meine Handlungskompetenz und schätze mein Können realistisch ein.			
7. Ich orientiere mich an den Kompetenzstufen von Pflege-Lernenden und überschätze mich nicht.			
8. Mir sind die Kompetenzdimensionen nach PflBG bekannt und ich weiß, was damit gemeint ist.			
9. Mir ist bewusst, dass während der praktischen Pflegeausbildung und auch im praktischen Examen meine Kompetenz (Können) festgestellt wird und nicht mein Wissen.			
10. Mir ist bewusst, dass die Entwicklung meiner Lernkompetenz entscheidend ist für den Verlauf meiner gesamten Pflegeausbildung.			

3 Exemplarisches Lernen, Arbeits- und Lernaufgaben und Anleitungen

Arbeiten und Lernen muss gemeinsam erfolgen, um zu gelingen.

»Wenn du einen Freund hast, schenke ihm einen Fisch.
Aber wenn du ihn wirklich liebst, lehre ihn fischen.«
Chinesisches Sprichwort.

Was will uns das chinesische Sprichwort sagen? Fischen können bedeutet mehr Unabhängigkeit und Autonomie. Freuen Sie sich über Personen, die Ihnen »fischen« beibringen möchten und nicht nur einen »Fisch« schenken. Fischen können steht im übertragenen Sinne für Lernen können und handlungskompetent zu sein. Lernen Sie, aktiv Ihre Lernkompetenz zu erweitern. Lernen Sie, lebenslang lernen zu wollen und beginnen Sie in der Pflegeausbildung exemplarisch zu lernen.

Exemplarisches Lernen, Arbeits- und Lernaufgaben Lernziele, EBN, Geplante Anleitungen	• Exemplarisches Lernen • Situations-, Wissenschafts- und Persönlichkeitsorientierung • Kompetenzorientierte Lern- und Arbeitsaufgaben, Lehr- und Lernziele • Aufgabentypen, Taxonomiestufen, Arbeits- und Lernsituationen • Kognitive, affektive und psychomotorische Lernziele • Taxonomiestufen, Arbeits- und Lernsituationen • Interne und externe Evidence • EBN • Arbeiten im Arbeitsbündnis • Pflegerische Entscheidung und Pflegemodell • Geplante Anleitungen • In zehn Schritten zur erfolgreichen Anleitung
Übung Reflexions-Check	• Konstruktionsprinzipien der Rahmenpläne • Interne und externe Evidence • Exemplarisches Lernen • Arbeits- und Lernaufgaben

Abb. 9: Das Kapitel im Überblick.

3.1 Exemplarisches Lernen

Exemplarisches Lernen erfordert Abstrahierung.

Vielleicht haben Sie es während der theoretischen Ausbildung schon mitbekommen: Die Pflegeausbildung erfolgt nach dem Prinzip des exemplarischen Lernens.

Info
Exemplarisches Lernen funktioniert, indem ausgewählte Inhalte »exemplarisch«, also auf das Wesentliche reduziert, also beispielhaft ausgewählt werden. Unter Beispielhaftigkeit ist zu verstehen, dass anhand eines Themas Grundsätze und Grundprinzipien erkannt und erlernt werden können.

Was aber bedeutet nun Abstrahierung? Im Zusammenhang von Exemplarik bedeutet Abstrahierung das Weglassen von Einzelheiten und das Übertragen auf etwas Allgemeineres oder Einfacheres. Die generalistische Pflegeausbildung sieht exemplarisches Lernen und das Lernen in ausgewählten Situationen vor.

Exemplarisches Lernen erfolgt anhand ausgewählter Gegenstände oder Fälle, die von allgemeiner, existenzieller Bedeutung sind. Beim exemplarischen Lernen wird von Ihnen verlangt, dass Sie über grundlegende Einsichten, Fähigkeiten und Fertigkeiten verfügen und in der Lage sind, das exemplarisch, also beispielhaft Gelernte auf andere Fälle, Personen oder Situationen übertragen zu können.

Bei der Fähigkeit, exemplarisch, also am generalisierten Beispiel Gelerntes auf andere Situationen, Fälle oder Personen übertragen zu können, bedarf es gut erlernten Methoden.

Wichtig **»Allgemeingültig«**

Bei der Pflegeausbildung geht man der Frage nach: Was ist es nun wert in der Pflegeausbildung generalistisch, also allgemeingültig lernen zu müssen? Bei der Auswahl des »Allgemeingültigen« kann die Frage nach dem Wesentlichen helfen. Das Wesentliche ergibt sich aus der Fragestellung: »Was ist beispielhaft allgemeingültig?«

Es ist Aufgabe des Lehrenden oder des Praxisanleitenden, das »Allgemeingültige und das Beispielhafte« herauszusuchen und Ihnen als Lernenden anzubieten. Zudem müssen bzw. sollten Ihre individuelle Lernkompetenz und Ihr Lernniveau berücksichtigt werden. In den Rahmenplänen der Fachkommission[3] wird betont, dass situationsbezogenes Lernen stets exemplarisches – und damit unvollständiges Lernen ist.

3.2 Situations-, Wissenschafts- und Persönlichkeitsorientierung

Die Begriffe Situations-, Wissenschafts- und Persönlichkeitsorientierung sollten Ihnen als Auszubildende der Pflegeberufe bekannt sein.

Das PflBG, die PflAPrV und die Rahmenpläne fordern zu Recht, dass es in der Pflegebildung nicht um eine Verrichtungsorientierung gehen kann, um einer professionellen beruflichen Pflege gerecht werden zu können. Neben dem Wissenschaftsprinzip folgen die Rahmenpläne dem Situations- und Persönlichkeitsprinzip (▸ Abb. 10).[4]

Die Lernprozesse in der Pflegepraxis beziehen sich auf das Handeln in realen Pflegesituationen. Lernanlässe und Lernmöglichkeiten resultieren also aus dem Pflegebedarf des zu pflegenden Menschen. Komplexität und Dynamik

---

3 Fachkommission nach § 53 Pflegeberufegesetz (2020): Rahmenpläne der Fachkommission nach § 53 PflBG, S. 15

4 Vgl. ebd.

von Pflegeprozessen und das Handeln im Ernstfall sind nur in realen Pflegesituationen in der Pflegepraxis erfahrbar.

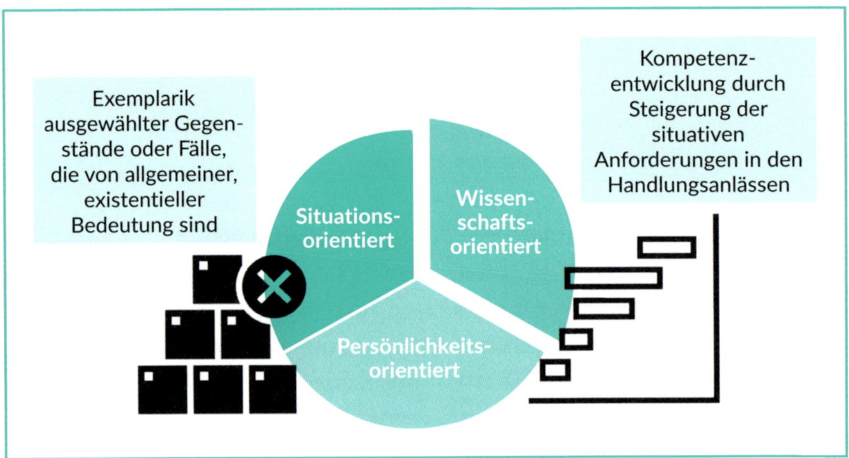

Abb. 10: Grundsätze und Prinzipien der generalistischen Pflegeausbildung.

Die praktische Pflegeausbildung und die Form der Praxisanleitung sollen kompetenz- und situationsorientiert, persönlichkeits- und wissenschaftsorientiert sein und zudem auf digitale Kompetenzen abzielen.

Pflegesituationen stellen logischerweise die wesentlichen Bezugspunkte des Pflegehandelns dar. Die Ausbildung der praktischen Pflege soll sich an ausgewählten (exemplarischen) Pflegesituationen orientieren. Diese **Situationsorientierung** soll in den Lehrplänen und im Ausbildungskonzept niedergelegt sein. Pflegesituationen sollen gekennzeichnet sein durch:

- den Begriff: Pflegesituation und die Konkretisierung,
- Situationstypen und
- Komplexität.

Bei der Auswahl von Pflegesituationen für die praktische Pflegeausbildung spricht man auch von Schlüsselsituationen der Pflege. **Schlüsselsituationen** sind jene Situationen des professionellen Handelns, die durch Pflegende im jeweiligen Setting als typisch und im professionellen Geschehen wiederkehrend beschrieben werden.

Info
Aus den Pflegesituationen werden Lernsituationen entwickelt. Lernsituationen konkretisieren didaktisch-methodische Planungen, die handlungsorientiert zum Erwerb von Handlungskompetenz dienen und dazu exemplarisch von konkreten Handlungssituationen ausgehen.

Dem **Wissenschaftsprinzip** entsprechend, orientiert sich die Pflegebildung und die berufliche Pflege den Theorien, Konzepten und Forschungsbefunden der Pflegewissenschaft als Fachwissenschaft und den weiteren Wissenschaften als Bezugswissenschaften (▶ Kap. 3.9 und ▶ Kap. 3.10).

Die **Persönlichkeitsorientierung** bzw. das Persönlichkeitsprinzip wird primär durch die Kompetenzorientierung realisiert. Beim Persönlichkeitsprinzip soll das »Was« an Ihren individuellen Lernbedürfnissen orientiert ausgewählt werden. Bei den Lernenden soll die individuelle Sozialisation, Emanzipation und Persönlichkeitsentwicklung berücksichtigt werden.

3.3 Kompetenzorientierte Lern- und Arbeitsaufgaben

Auszubildende sollen lernen, in Pflegesituationen professionell zu handeln.

Ist Ihnen der Unterschied von einer Arbeits- und einer Lernaufgabe vertraut? Während Lernaufgaben vornehmlich dem Lernen dienen, sind Arbeitsaufgaben Aufgaben, die primär der Erfüllung einer »auszuführenden Arbeit« beinhalten. Mit Arbeitsaufgaben sollten Lern- und Transferaufgaben vertieft werden. Manche Arbeitsaufgaben haben keinen lernenden Charakter.

Info

Durch die enge Verknüpfung von Arbeiten und Lernen während der Praxiseinsätze geraten Sie häufig in Konflikte. Zum einen sollen Sie (mit-)arbeiten und zum anderen geplant lernen. Dies erfordert von Ihnen, dass Sie sich auch gezielt um geplantes Lernen kümmern. Fragen Sie bei Ihren Praxisanleitungen nach, wann, wo und mit welchen Methoden Lernsituationen geplant angeleitet werden.

Zur Umsetzung der gesetzlichen Vorgaben nach PflBG, PflAPrV und der beratenden Vorgaben aus den Rahmenplänen ist es also erforderlich, konkrete und spezifische, auf den jeweiligen Einsatzbereich abgestimmte Arbeits- und Lernaufgaben zu formulieren. Die curricularen Lerneinheiten (CE) im Rahmenlehrplan und Rahmenausbildungsplan sind so aufeinander abgestimmt, dass dort benannte Lern- und Arbeitsaufgaben ausgewiesene pflegeberufliche und bildungsbezogene Kompetenzen fokussieren.

Tipp

Verschaffen Sie sich einen Überblick über die curricularen Einheiten im Rahmenplan, die fünf Kompetenzbereiche (KB) für die berufliche Ausbildung in der Pflege und die insgesamt 16 Kompetenzschwerpunkte (KS), siehe Abschnitt 4 PflAPrV.

Der Komplexitätsgrad der Lern- und Arbeitsaufgaben orientiert sich dabei am jeweiligen Ausbildungsabschnitt. Lernaufgaben werden aus realen pflegeberuflichen Handlungsfeldern didaktisch aufbereitet und verstehen sich als Transferinstrument von der Theorie in die Praxis und umgekehrt. So enthalten Lernaufgaben überwiegend Aufgabenstellungen, die sich an (komplexen) beruflichen Arbeitsprozessen orientieren und zielen auf die

Beherrschung einer vollständigen beruflichen Handlung mit den Elementen Planung, Durchführung, Kontrolle und Reflexion.[5]

Für die Gestaltung und den Einsatz von Lernaufgaben sind Praxisanleitende und Lehrende der Schule und Praxis im Rahmen einer verantwortlichen Lernortkooperation und enger curricularer Abstimmung zuständig.

Anhand einer Kompetenzmatrix hat die Fachkommission verdeutlicht, in welchen curricularen Einheiten die Kompetenzen der PflAPrV verortet sind bzw. (je nach Lesart) welche Kompetenzen in den jeweiligen curricularen Einheiten fokussiert werden.

Tipp
Nutzen Sie die Kompetenzmatrix, die Sie auf der Homepage des BIBB finden: https://www.bibb.de/de/86562.php

3.4 Lehr- und Lernziele

Kennen Sie den Unterschied von Lehr- und Lernzielen?

Ausbildungs- und Lehrziele werden von Lehrenden, von Experten und dem Gesetzgeber formuliert. Lehrziele beeinflussen die Inhalte und legen fest, was gelernt werden soll (▶ Kap. 1.1), verbunden mit der Methodenwahl, wie das Lehr-/Lernziel erreicht werden kann. Es gilt: Erst das Ziel, dann der Inhalt, dann die Methode!

Lernziele beschreiben den angestrebten Lerngewinn eines Lernenden, bezogen auf einen bestimmten Lernstoff. Die Lernziele der Lernenden sind nicht zwangsläufig deckungsgleich mit den Lehrzielen der Lehrenden. Ler-

[5] Vgl. ebd.

nende haben ihre eigenen, z. T. unterschiedlichen Ziele und Motive. Lehrziele können erst dann zu Lernzielen werden, wenn diese zu Beginn von Lernaktionen transparent und bekannt gemacht werden.

Info
Ausbildungs- und Lehrziele werden Ihnen durch das Gesetz, die Prüfungsordnung, das Curriculum und von Lehrenden oder praktisch Ausbildenden vorgegeben. Erst danach erfolgt die Festlegung von Lernzielen. Hierbei soll Ihr individuelles Wissen und Können berücksichtigt werden. Lernziele werden erst dann erfolgreich, wenn Lernende sie mit Motivation effektiv umsetzen.

3.5 Aufgabentypen

Arbeits- und Lernaufgaben können in unterschiedliche Aufgabentypen eingeteilt werden:

- **Beobachtungsaufgaben** werden eingesetzt, wenn bestimmte Kompetenzen in der Pflegeschule oder in anderen Einsätzen noch nicht oder kaum angebahnt wurden. Wichtig ist, dass diese Kompetenzen grundlegend zu den Kernaufgaben des jeweiligen Settings gehören. Beobachtungsaufgaben sollen einen ersten Zugang zum Handlungsfeld schaffen, um Fachkompetenzen, die im theoretischen Unterricht erworben wurden, auf die Praxis adaptieren zu können.
- **Anwendungsaufgaben** dienen der praktischen Umsetzung der in der Schule erworbenen (Teil-) Kompetenzen. Dabei soll das Erlernte in die Praxis umgesetzt werden.
- **Vertiefungsaufgaben** sollen vorhandene Kompetenzen erweitern, die Verantwortungsübernahme sowie Selbstständigkeit steigern und Handlungsroutinen erarbeiten.

- **Reflexionsaufgaben** tragen zur Persönlichkeitsentwicklung der Lernenden bei. Sie reflektieren ihre Tätigkeit, nehmen Spannungsfelder und Widersprüche wahr und ziehen entsprechende Konsequenzen aus ihrem Handeln. Beispielsweise nehmen die Lernenden die Diskrepanz zwischen Theorie und Praxis wahr und lernen, warum Pflegehandlungen in der Praxis an die individuellen Gegebenheiten der zu Pflegenden angepasst werden müssen. Damit wird eine professionelle Pflege angebahnt.
- **Transferaufgaben** sind Lernaufgaben oder Arbeitsaufträge zur Bearbeitung der Theorie-Praxis-Verknüpfung. Der Theorie-Praxis-Transfer ist der wesentliche Prozess beim Lernen. Denn was nützt Ihnen eine Theorie, die in der Praxis nie Anwendung findet? Leider findet dieser Lernprozess in Schulen zu selten statt. Eine gute Theorie-Praxis-Verzahnung kann nur gelingen, wenn die Theorie – also die Schule und/oder Hochschule – direkt mit den Praxisanleitern in der beruflichen Praxis zusammenarbeitet und umgekehrt.

Tipp
Es ist möglich, dass das Bundesland, in dem Sie Ihre Pflegeausbildung absolvieren Vorgaben zur Umsetzung und Systematik dieser Arbeits- und Lernaufgaben macht. Recherchieren Sie also zunächst nach entsprechenden verbindlichen Vorgaben, bevor Sie sich an die Arbeit machen und Arbeits- und Lernaufgaben festlegen.

3.6 Kognitive, affektive und psychomotorische Lernziele

Obwohl Sie während Ihrer Pflegeausbildung hauptsächlich mit kompetenzorientierten Arbeits- und Lernaufgaben konfrontiert werden, ist es dennoch hilfreich zu erfahren, wie Lernziele klassifiziert werden. Lernziele werden meistens in die Bereiche Kognition, Affektion und Psychomotorik eingeteilt (▶ Tab. 6).

Tab. 6: Kognitive, affektive und psychomotorische Ziele

Kognitive Ziele (Wahrnehmen, Denken, Erkennen)	Affektive Ziele (aus einem Gefühl oder Impuls entstehend, durch Affekte gekennzeichnet)	Psychomotorische Ziele (psychische und motorische Vorgänge) (Können, Handeln, Tun)
Werden erlernt über die kognitive Verarbeitung	Werden erlernt über Austausch und Reflexion	Werden erlernt über motorische Bewegungsabläufe
Beispiele:	Beispiele:	Beispiele:
• Wissen • Verstehen • Anwenden • Analyse • Synthese • Evaluation	• Aufmerksam werden, Beachten • Reagieren • Werten • Strukturierter Aufbau eines Wertesystems • Erfüllt sein durch einen Wert oder eine Wertstruktur	• Imitieren • Manipulieren • Präzisieren • Handlungen gliedern • Routiniert anwenden

Anhand dieser Tabelle können Sie sich bei dem Formulieren und Strukturieren von Lernzielen orientieren.

3.7 Taxonomiestufen

Wie können kognitive Fähigkeiten klassifiziert werden?

Auf dem Weg zur Handlungskompetenz kann beim Lernen und Formulieren von Lernzielen auch die Orientierung an den Taxonomiestufen nach Bloom[6] hilfreich sein. Blooms Taxonomie besteht aus sechs kognitiven Stufen, die hierarchisch angeordnet sind und die Komplexität des Denkens in zunehmendem Maße widerspiegeln. Sie wird oft als Pyramide dargestellt, wobei die unteren Stufen die grundlegenden kognitiven Fähigkeiten darstellen und die oberen Stufen komplexere Denkprozesse[7] (▶ Abb. 11).

6 Vgl. Bloom BS, Englehart M, Furst E, Hill W, Krathwohl DR (Hrsg. (1956): Taxonomy of Educational Objectives, Handbook I: Cognitive Domain. David McKay, New York.

7 Vgl. Bloom BS (2001): Taxonomie von Lernzielen im kognitiven Bereich. Beltz, Weinheim.

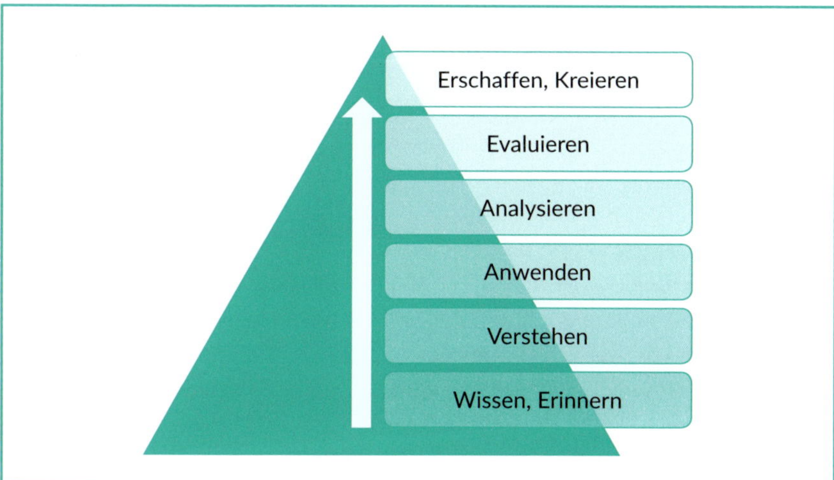

Abb. 11: Taxonomiestufen nach Bloom.

Wissen bzw. Erinnern (Remember): Fakten und grundlegende Konzepte abrufen (definieren, vervielfältigen, auflisten, auswendig lernen, wiederholen, angeben).

Verstehen (Understand): Ideen oder Konzepte erklären (klassifizieren, beschreiben, diskutieren, erklären, identifizieren, lokalisieren, erkennen, berichten, auswählen, übersetzen).

Anwenden (Apply): Informationen in neuen Situationen nutzen (ausführen, umsetzen, lösen, verwenden, demonstrieren, interpretieren, operieren, planen, skizzieren).

Analysieren (Analyze): Verbindungen zwischen Ideen herstellen (differenzieren, organisieren, in Beziehung setzen, vergleichen, kontrastieren, unterscheiden, untersuchen, experimentieren, fragen, testen).

Bewerten (Evaluate): Einen Standpunkt oder eine Entscheidung rechtfertigen (einschätzen, argumentieren, verteidigen, beurteilen, auswählen, unterstützen, bewerten, kritisieren, abwägen).

Erschaffen (Create): Eine neue oder originelle Arbeit produzieren (entwerfen, zusammenstellen, konstruieren, mutmaßen, entwickeln, formulieren, verfassen, untersuchen).[8]

Tipp

Die Lernzieltaxonomie hilft Ihnen dabei, Lernziele zu erstellen und Lernaktivitäten zu planen, die auf unterschiedliche kognitive Fähigkeiten abzielen. Zudem können Sie mit dieser Klassifizierung einschätzen, auf welchen Level sich Ihr Können einschätzen lässt.

Beispiel **Die Kollegiale Fallberatung**

Mahari hat in der Theorie die Methode der Kollegialen Fallberatung kennengelernt. Anhand verschiedener Beispiele hat sie die Rollen bei der Durchführung der Kollegialen Fallberatung in Rollenspielen eingeübt. Besonders sicher fühlt sich Mahari bei der Rollenübernahme der Moderation. Im Altenheim finden sich freiwillige Mitarbeitende, die quartalsweise die Kollegiale Fallberatung einführen und nutzen wollen. Mahari nimmt daran teil und bietet sich zur Übernahme der Rolle »Moderation« an. Sie hat nun drei Mal diese Rolle übernommen und die Mitarbeitenden konnten die Struktur der Kollegialen Fallberatung somit gut erlernen.
Mahari hat die Handlungsabläufe aus der theoretischen Lehre in das Praxisfeld transferiert. Sie ist bereits über die Stufe des Anwendens hinausgelangt. Sie ist in der Kollegialen Fallberatung mittlerweile kompetent und zeigt Performanz, kann die Wirkung von Kollegialer Fallberatung analysieren, auf andere Schlüsselfragen und Handlungsprobleme teilweise auch synthetisieren und auch ihr eigenes Handeln evaluieren. Sie wäre mit diesen Erfahrungen auch in der Lage, neue Varianten der Kollegialen Beratung zu kreieren.

[8] Vgl. Bloom et al. 1956

Mahari hat neben den kognitiven Lernerfolgen (sie weiß, wie man eine Kollegiale Fallberatung durchführt) auch affektive Lernziele erreicht (sie handelt nach emotionaler Betroffenheit und nach eigener Wertvorstellung).

3.8 Arbeits- und Lernsituationen

Auch die folgenden Begriffe sollten Ihnen geläufig sein: Arbeitsgebundenes, -verbundenes und -orientiertes Lernen.

Beim **arbeitsgebundenen Lernen** sind Lernort und Arbeitsort identisch, das Lernen ist an den Arbeitsplatz, z. B. die Pflegeeinrichtung gebunden. **Arbeitsverbundenes Lernen** zeichnet sich dadurch aus, dass Lernort und realer Arbeitsplatz getrennt sind, obwohl zwischen ihnen eine direkte räumliche und organisatorische Verbindung besteht. **Arbeitsorientiertes** Lernen findet in zentralen Bildungseinrichtungen statt, z. B. in Pflegeschulen und Bildungszentren (▶ Abb. 12).

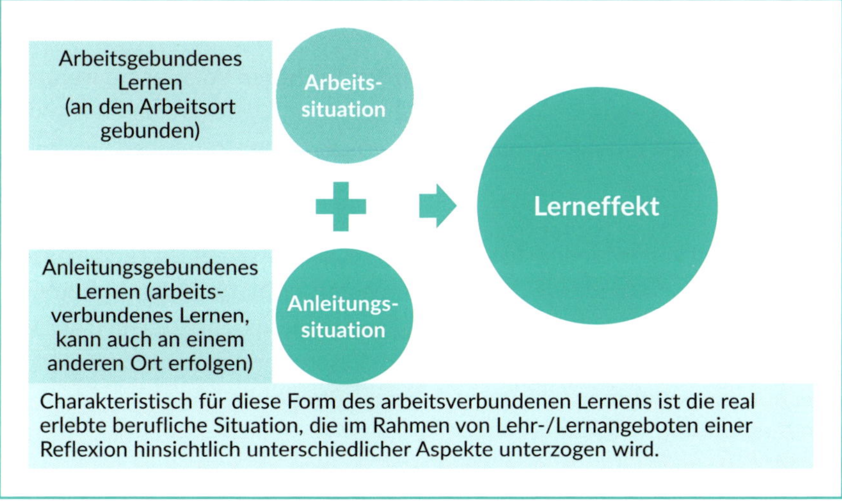

Abb. 12: Arbeits- und Lernsituationen.

Zur Wiederholdung: Der situationsorientierte Ansatz soll die Ausbildungsinhalte exemplarisch darstellen. Lernende erfahren allgemeingültige Prinzipien, die sie unabhängig vom Einsatzort auf ihr praktisches Berufsfeld und auf Menschen aller Altersstufen übertragen sollen. Situationsbezogenes Lernen ist stets exemplarisches Lernen.

Tipp
Informieren Sie sich bei Ihrem Ausbildungsträger, bei kooperierenden Ausbildungsbetrieben oder in der Pflegeschule, welche Lernsituationen für die praktische Pflegeausbildung vorgesehen sind.

3.9 Externe und interne Evidence

Wenn Sie Pflege beruflich ausführen möchten, müssen Sie sich damit befassen, ob Ihre pflegerischen Maßnahmen dem wissenschaftlichen Stand der Forschung entsprechen, und ob Sie die individuellen Bedürfnisse der zu pflegenden Menschen in einem gelungenen Arbeitsbündnis realisieren.

Von externer und interner Evidence werden Sie hören oder lesen, wenn Sie sich mit Evidence-based Nursing (EBN) befassen. Evidence-based Nursing ist eine Methode, mit der komplexe pflegerische Fragestellungen bearbeitet werden können.

Das Gegenteil von evidence-basierter Pflege ist eine pflegerische Praxis, die vorgeschriebene Standards in die Tat umsetzt, ohne nach den individuellen Bedürfnissen und Situationen ihres Klienten und ohne nach den aktuellen wissenschaftlichen Wirkungsbelegen dieser Standards zu fragen. Diese Pflegepraxis nennt man »eminenz-basierte Pflege«.[9]

---

[9] Vgl. Behrens J, Langer G (2022): Evidence based Nursing and Caring. Methoden und Ethik der Pflegepraxis und Versorgungsforschung – Vertrauensbildende Entzauberung der »Wissenschaft«. Hogrefe, Göttingen.

3

Beispiel **Interne Evidence**

Die Praxisanleiterin Meike erklärt Finn: *»Du musst Dir das so vorstellen: Pflegende, die über keine interne Evidence verfügen, können gar nicht wissen, was sie aus der Forschung und Erfahrung Dritter wissen müssten, weil sie zum Beispiel die Biografie und die Pflegeprobleme des zu Pflegenden nicht berücksichtigen. Sie wissen nicht, wonach Sie suchen und recherchieren müssen. Sie können zwar Leitlinien und Forschungsergebnisse lesen, aber nicht spezifisch auf den zu pflegenden Menschen anwenden.*

Interne Evidence umfasst alles, was Du von Dir selbst und von Deinem zu pflegenden Menschen wissen kannst. Interne Evidence ist die Basis dafür, dass Du externe Evidence richtig, spezifisch und auch individuell bei dem zu Pflegenden in Form von Pflegeinterventionen anwenden kannst.

Die interne Evidence umfasst das, was Du in Deiner persönlichen Begegnung mit Deinem Patienten in der konkreten Situation erarbeiten kannst. Deine interne Evidence wird mit zunehmender Erfahrung immer besser, aber Du musst Dein Handeln immer reflektieren. Wenn ein Patient sagt, er hat Schmerzen beim Haarewaschen und in der Literatur steht, dass beim Haarewaschen keine Schmerzen bekannt sind, dann hat Dein Patient trotzdem Schmerzen. Dann weißt Du aus Deiner Erfahrung im Wirken mit Deinem Patienten, dass er Schmerzen hat.«

Finn ist beeindruckt. Er entgegnet: *»Wenn ich das recht verstehe, dann ist die interne Evidence das, was das Wirken mit dem Patienten erst interessant und richtig werden lässt. Sonst würde ich nur Standards oder Leitlinien abspulen, die nicht richtig auf meinen individuellen Patienten zutreffen.«*

3.9.1 Inhalte der internen und externen Evidence

Die »externe Evidence« umfasst die – möglichst gut gesicherten und zwischenmenschlich nachprüfbaren – Erfahrungen anderer mit den Wirkungen pflegerischen Handlungen und Entscheidungen. Diese Erfahrungen anderer liegen z. B. in Wirksamkeitsstudien vor.

Die »interne Evidence« umfasst dagegen nicht die Erfahrungen anderer, sondern das, was wir Pflegenden nur in der persönlichen Begegnung mit unseren Klienten erarbeiten können: ihre einzigartigen biografischen Erfahrungen, Ziele, Bedürfnisse, ihre und unsere Ressourcen und situativen Bedingungen sowie ihre Empfindungen gegenüber pflegerischen Handlungen.

Ohne interne Evidence hilft externe Evidence bei pflegerischen Entscheidungen gar nichts. Denn der Aufbau interner Evidence ist der erste und wichtigste Schritt.

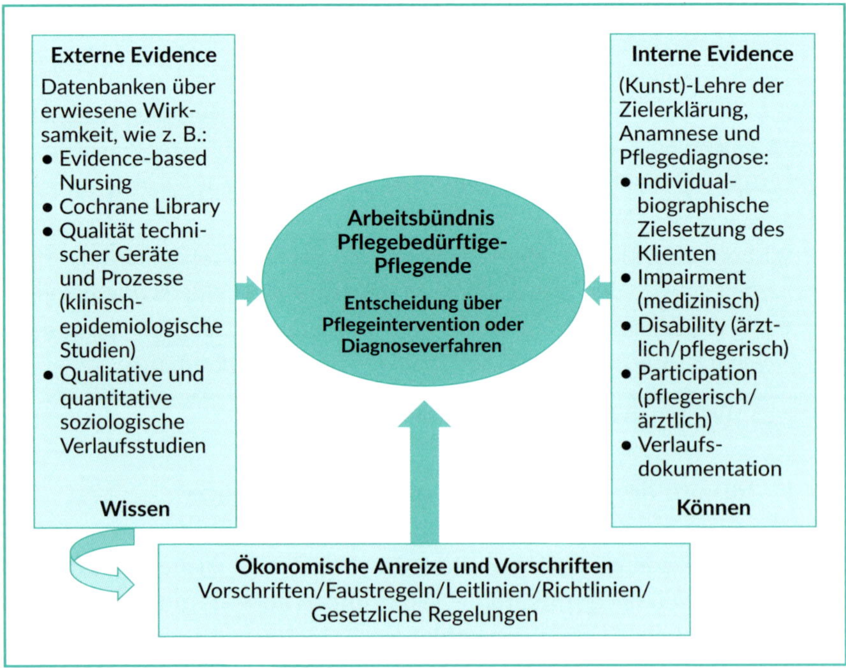

Abb. 13: Evidence-basierte pflegerische professionelle Praxis (vgl. Behrens & Langer 2022. S. 31).

Die Abbildung (▶ Abb. 13) verdeutlicht, welche komplexen Prozesse eine Rolle spielen, bis es zur eigentlichen Pflegeintervention kommt. Dies ist Pflegenden in der beruflichen Praxis häufig nicht bewusst, da sie ihre Entscheidungen meistens schnell und unter hohem Druck treffen müssen.

Während der Ausbildung müssen Sie die in der Abbildung dargestellten Parameter verinnerlichen, bevor sie Prozesse erlernen und sich diese angewöhnen. Ihnen muss klar werden, dass sie zwischen externer und interner Evidence und ökonomischen Anreizen und Vorschriften agieren, bevor Sie ein Arbeitsbündnis im Sinne des zu pflegenden Menschen eingehen und es zur abgestimmten Pflegeintervention kommt.

Für evidencebasierte Pflege ist die Verantwortungsübernahme im individuellen Arbeitsbündnis mit dem einzigartigen zu pflegenden Menschen entscheidend.

Beruflich Pflegende sind weder in Theorie noch in Praxis ihren Eminenzen gegenüber verpflichtet, sondern dem ihnen anvertrauten Menschen mit Pflegebedarf. Was nützt die beste Anleit- oder Pflegemethode, wenn die Intervention pflegefachlich verkehrt ist und dem zu Pflegenden Leid, Schmerzen und Krankheit zufügt? Vielmehr ist immer zu prüfen, ob die Intervention dem aktuellen Stand des Wissens und der Forschung entspricht.

Beispiel **»Du bist immer selbst verantwortlich für Dein Handeln«**

Praxisanleiterin Meike erklärt Finn: *»Pflegende dürfen nicht sagen: ›Das steht doch auf dem Zettel‹ oder ›man hat mir gesagt, ich soll das machen, ich bin dafür nicht zuständig, sondern ich führe das nur aus‹.« – Du bist immer selbst verantwortlich für Dein pflegefachliches Handeln. Du musst immer erklären können, wieso Du Dich für Dein Handeln und die Pflegemaßnahmen, die Du durchführst, entschieden hast.*
Finn entgegnet: *»Ja, das Prinzip des EBN verdeutlicht mir meine Verantwortung. Ich werde mir die Parameter dazu einprägen.«*

3.9.2 Interne und externe Evidence im EBN

Pflege kann nicht ohne Forschung und Wissenschaft gelingen.

Während Ihrer Pflegeausbildung werden Sie sich mit Evidence based Nursing (EBN) befassen. Evidenzbasierte Pflege bedeutet das kritische Hinterfragen der täglichen Pflegemaßnahmen und das Suchen nach der bestmöglichen Pflege zusammen mit dem zu pflegenden Menschen. Kritisches Denken in der Pflege und das Reflektieren von pflegerischem Handeln wird durch evidenzbasierte Pflege (Evidence-based Nursing) gefördert.

Interne Evidence entsteht auf der Seite der Pflegenden durch Erfahrungen in einem professionstypischen Setting. Die Qualität der Erfahrungen hängt zudem vom Bekanntheitsgrad eines Settings (Pflegende und Lernende müssen ihr Arbeitsfeld kennen) und von professionstypischen Arbeitsbündnissen ab.

Verpflichtung zur Evidence

Pflegende, auch Auszubildende der Pflege, sind in ihren Handlungen den zu pflegenden Menschen gegenüber verpflichtet. Die Entscheidung für eine pflegerische Intervention sollte auf solider Evidence basieren.

Je hilfsbedürftiger der zu pflegende Mensch ist, desto mehr erfordert die Pflege das Respektieren seiner Würde und Einzigartigkeit, da der Selbstschutz des Klienten nicht mehr gegeben ist. Bei der Auswahl der Pflegemaßnahmen und der Art, wie Sie diese durchführen, müssen Sie ständig auf der Suche nach externen Erfahrungs- und Forschungsberichten sein, der sogenannten externen Evidence (▶ Kap. 4.4).

Beispiel **Vor der Pflege steht die Recherche**

Die Praxisanleiterin Meike sagt zu Finn. »Bevor Du Dich praktisch intensiv mit der Dekubitusprophylaxe befasst, möchte ich, dass Du mit Hilfe des PIKE-Schemas aus der Literatur Antworten zu folgender Frage herausfindest: ›Kann bei bettlägerigen Pflegebedürftigen ohne bestehenden Dekubitus durch einen zwei- im Vergleich zu einem vierstündigen Lagerungswechsel die Entstehung eines Dekubitus vermindert werden?‹*«

* Vgl. Behrens & Langer 2022

3

3.9.3 Im Arbeitsbündnis mit dem zu pflegenden Menschen

Für evidencebasierte Pflege ist die Verantwortungsübernahme im individuellen Arbeitsbündnis mit dem einzigartigen Klienten entscheidend.

Info
Ein Arbeitsbündnis ist ein sozialer Vertrag über eine Zusammenarbeit, das immer von der Situation und den Personen beeinflusst ist. Ein Arbeitsbündnis ist immer einzigartig. Der Planung zum Verstehen und Erlernen des wichtigen Arbeitsbündnisses mit dem zu Pflegenden sollte besondere Bedeutung beigemessen werden.

Pflegefachpersonen sind verantwortlich für den Pflegeprozess, für eine situationsgerechte Gestaltung von Kommunikation, für interprofessionelle Zusammenarbeit auf Basis von Gesetzen, Verordnungen und ethischen Leitlinien sowie wissenschaftlichen Erkenntnissen. Dabei werden im § 4 PflBG erstmals auch solche Aufgaben definiert, die nur Pflegefachpersonen übernehmen dürfen und die somit nicht delegiert werden können und dürfen (vorbehaltene Tätigkeiten). Diese stärken den Pflegeprozess als berufsspezifische Arbeitsmethode. Von elementarer und grundlegender Bedeutung sind immer das zu schließende Arbeitsbündnis und die Auftragsklärung.

Tipp

Erlernen Sie während Ihrer praktischen Pflegeausbildung:
Wichtig ist immer ein Arbeitsbündnis mit dem zu pflegenden Menschen einzugehen, bevor Sie pflegerische Tätigkeiten durchführen.

Die folgende Tabelle (▶ Tab. 7) listet Kriterien und mögliche Inhalte auf, die Ihnen bei dem Schließen von Arbeitsbündnissen helfen können.

Tab. 7: Kriterien für eine gelungenes Arbeitsbündnis und eine stimmige Auftragsklärung

Kriterium	Inhalte
Bedürfnis-erkennung	Bedürfnisse erkennen und ernstnehmen, wertfreies Entgegennehmen, fachliche Begründungen von Bedingungen/Ansichten, Bewusstsein über eigenen Auftrag und Erwartungen, Partnerschaftliches Vorgehen, Nutzen vorhandener Ressourcen, Einbeziehen von Lösungsansätzen, Offenheit für kritische Rückmeldungen
Beziehungs- und Vertrauensaufbau	Offenheit gegenüber Themen und Sichtweisen (Diversität), Bieten eines geschützten Rahmens, ausreichend großes Zeitfenster, Anerkennung des entgegengebrachten Vertrauens, Echtheit, Ernstnehmen der Anliegen, Reaktion auf Anliegen in angemessenem Zeitrahmen, Anerkennung als Fachperson, Wertschätzung, aktives Zuhören und Interesse vermitteln, Ermutigung
Rahmen-bedingungen	Zuständigkeiten und Auftrag klären, gemeinsam Verantwortung tragen, Schweigepflicht, Haltung, Respekt, Vertrauensvoller und bewusster Umgang mit vorhandenen Informationen
Definition des Pflegeziels	Anliegen sichten und gliedern, weitere Involvierte einbeziehen (Angehörige, Eltern, Betreuer, ...), Festlegen eines Kernthemas, verschiedene Perspektiven einnehmen, Ernstnehmen aller Anliegen, Rahmenbedingungen aufzeigen, Transparenz über Einbezug weiterer Anliegen anderer Involvierter, Hinführen zu realistischen Zielen, Konkrete Zielformulierung mithilfe der SMART-Kriterien (messbar, überprüfbar, positiv formuliert und attraktiv), Ziele an Rahmenbedingungen anpassen

Kriterium	Inhalte
Pflege-methoden	Teilhabe und Selbstbefähigung fördern, grundlegende Akzeptanz der Person, sinnvolle Reihenfolge des Vorgehens wählen, Beratung auf Augenhöhe, Einbringen von Fachwissen bei komplexen Situationen
Planung	Zusammenfassen des Gesagten, nochmaliges Einholen einer Bestätigung, Rollen- und Aufgabeneinteilung, Vereinbarungen über nächste Schritte, Feedbackregeln vereinbaren, Wahrnehmen nonverbaler Signale, Einbinden verwendeter Sprache, Bewusstmachen von Zielabweichungen, Offenheit über nicht erfüllbare Erwartungen, Begründungen geben
Erfahrungen	Grundinteresse und Offenheit gegenüber Wissen über negative Erfahrungen
Pflegewirkungen evaluieren	Evaluationsergebnisse auswerten und neu bewerten

Tipp

Planen Sie gezielt Übungen zum Schließen des Arbeitsbündnisses. Arbeitsbündnisse zwischen Pflegenden und zu Pflegenden sind immer situationsabhängig und einzigartig. Üben Sie Redewendungen und verinnerlichen Sie, dass Pflege ohne eingegangenes Arbeitsbündnis keine gute Pflege sein kann.

Doch beachten Sie das Foglende: Die Ziele und Vorstellungen des zu Pflegenden werden häufig im Pflegealltag nicht ausreichend berücksichtigt. Die individuellen Bedürfnisse, Biografien, Erfahrungen und Diagnosen der zu Pflegenden prägen das pflegerische Handeln.

Info
Die Abwertung der individuellen und sozialen Anteile pflegerischer Arbeit und der empathischen Gefühlsarbeit grenzt an eine Verletzung von Menschenrechten.

Haltung und Respekt, Umgang und soziales Handeln sowie empathische Gefühlsarbeit lassen sich nur im tatsächlichen Handeln realisieren. Umgebungsbedingungen und Anreize, fördernde und hemmende Faktoren und v. a. beste Beispiele (Vorbilder) bzw. das Lernen am Modell (▶ Kap. 4.2) sind Garanten dafür, dass dies gelingen kann. Außerdem bestimmen die Umgebungsfaktoren, die Materialien, Ausstattung, Vergütung, Gesetze, Vorgaben, sprich: die gesamte Organisation, das Lernen und die Möglichkeiten des Kompetenzerwerbs.

3.9.4 Komponenten einer pflegerischen Entscheidung

Egal, welche Gesetzesvorgabe, Verordnung oder landesspezifische Ausführung die Pflegebildung regelt und regeln wird: Pflege erfolgt immer in Verantwortung für Ihre Wirkung und immer im Aushandlungsprozess zwischen dem Pflegenden und dem zu pflegenden Menschen.[10]

Jede pflegerische Einzelfallentscheidung besteht aus mehreren Komponenten: der Expertise der Pflegenden, den Vorstellungen des Pflegebedürftigen, den Umgebungsbedingungen und den Ergebnissen aus der Pflegeforschung (▶ Abb. 14).

[10] Vgl. Behrens & Langer 2022, S. 27

Expertise der Pflegenden
Ziele, Vorstellungen und Handlungen des Pflegebedürftigen
Ergebnisse der Pflegeforschung
Pflegerische Entscheidung in der Begegnung
Anreize Umgebungs-bedingungen

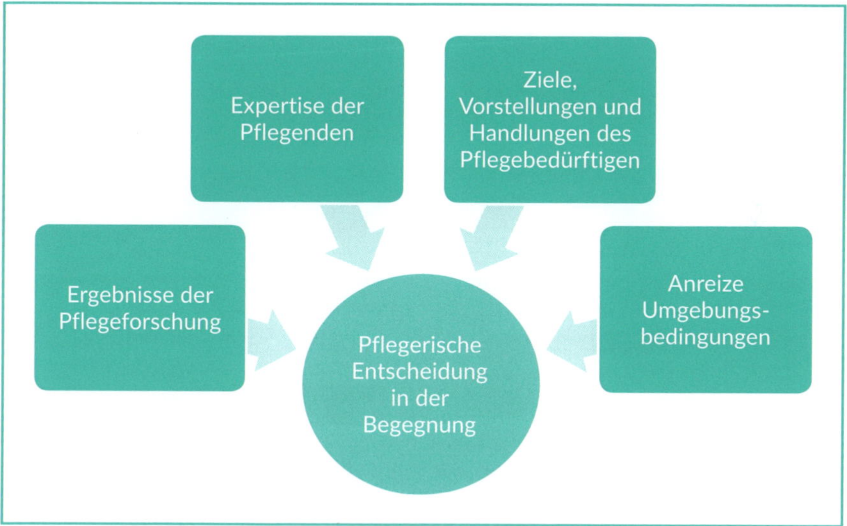

Abb. 14: Komponenten einer pflegerischen Entscheidung (in Anlehnung an Behrens & Langer, S. 30).

Das Erlernen der pflegerischen Entscheidung in der Begegnung mit dem zu Pflegenden ist der wesentliche Teil der praktischen Pflegeausbildung.

3.9.5 Pflegemodell – pflegerische Entscheidung als Phase pflegerischer Problemlösung

Das folgende Modell (▸ Abb. 15) kann Ihnen bei der Planung und Durchführung von pflegerischen Tätigkeiten helfen. Wichtig ist es, dass Sie die Wirkung einer pflegerischen Maßnahme bedenken, bevor Sie sie durchführen.

Anhand dieser Schritte kann die Anleitung zur praktischen Pflege erfolgen. Das Vorgehen in diesen Schritten kann zu einem gelungenen Arbeitsbündnis und zu einer gut abgestimmten Auftragsklärung beitragen.

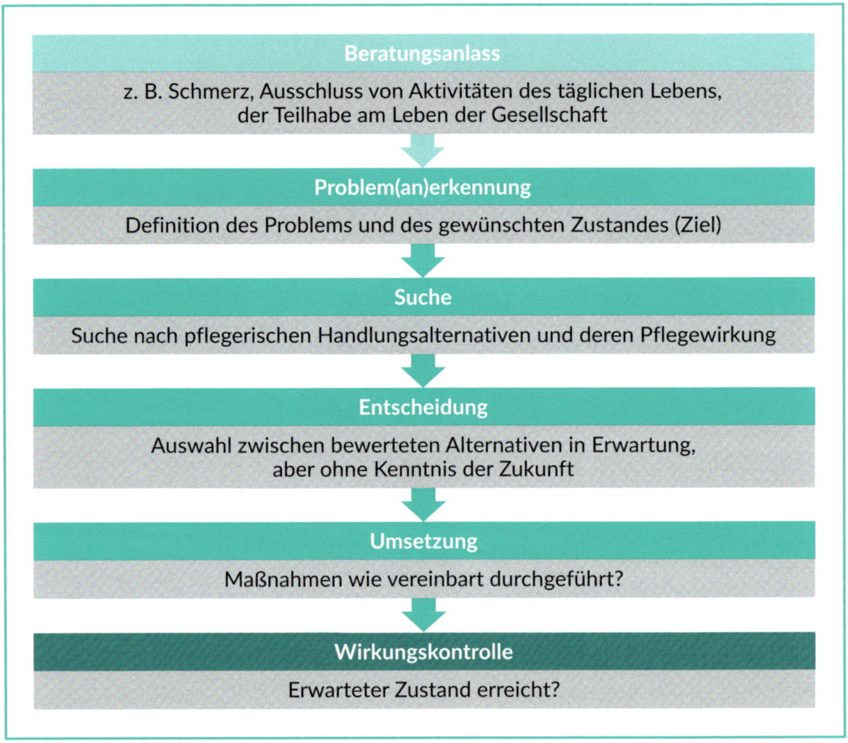

Beratungsanlass

z. B. Schmerz, Ausschluss von Aktivitäten des täglichen Lebens, der Teilhabe am Leben der Gesellschaft

↓

Problem(an)erkennung

Definition des Problems und des gewünschten Zustandes (Ziel)

↓

Suche

Suche nach pflegerischen Handlungsalternativen und deren Pflegewirkung

↓

Entscheidung

Auswahl zwischen bewerteten Alternativen in Erwartung, aber ohne Kenntnis der Zukunft

↓

Umsetzung

Maßnahmen wie vereinbart durchgeführt?

↓

Wirkungskontrolle

Erwarteter Zustand erreicht?

Abb. 15: Pflegemodell – pflegerische Entscheidung als Phase pflegerischer Problemlösung (in Anlehnung an Behrens & Langer, S. 32).

Tipp

Üben Sie mit Ihren Praxisanleitenden, mit diesem Pflegemodell die geplanten und strukturierten Anleitungen durchzuführen. Übernehmen Sie sukzessive die Vorbereitungen in allen Schritten des Modells.

3

3.10 Geplante Anleitungen

Sie lernen Pflege praktisch in der Regel in realen Settings und Pflegesituationen, mehr oder weniger geplant. Geplante praktische Anleitungen sind das A und O bei der praktischen Pflegeausbildung: Die folgende Abbildung (▶Abb. 16) stellt von der Klärung bis zur Evaluation alle wesentlichen Schritte einer geplanten Anleitung dar. Anleitungen gibt es, damit Auszubildende Dinge, die sie vorher noch nie gemacht haben, wiederholen und nachmachen können. Anleitungen beschreiben Vorgänge so genau und eindeutig wie möglich. Sie zählen deshalb auch zu den Vorgangsbeschreibungen.

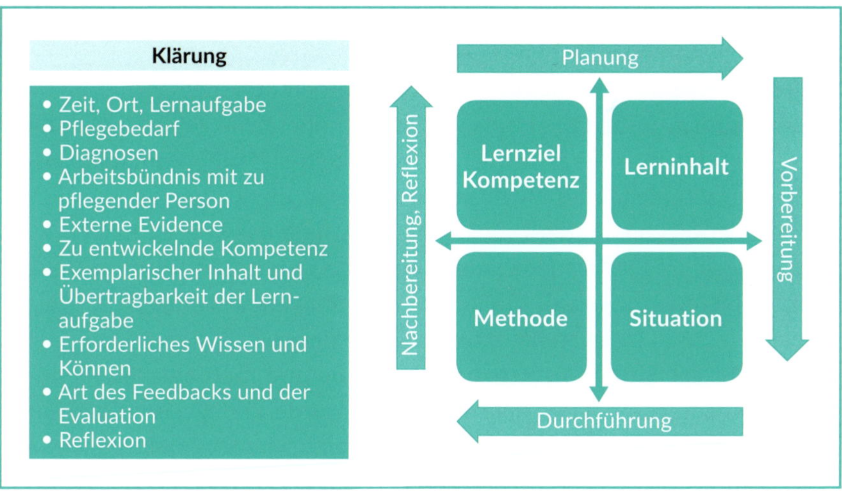

Abb. 16: Geplante Anleitung praktische Pflege.

Wichtig, wenn die Anleitung einem zu pflegenden Menschen erfolgen soll: Die im Rahmen einer strukturierten und geplanten Anleitung zu versorgenden Menschen werden informiert, es wird ihr Einverständnis eingeholt.

Von der Klärung vorab, über die Planung, Vorbereitung, Durchführung, Nachbereitung und Reflexion, sollten alle Prozessschritte in einer geplanten Anleitung strukturiert vorhanden sein. Abbildung 16 stellt detailliert dar, welche Dinge geklärt werden sollen und was bei der Anleitung von Bedeutung ist. Durch eine geplante und strukturierte Anleitung haben Sie die Möglichkeit, den Hintergrund und somit den Sinn und Zweck der Aktivität und Pflegeinterventionen zu erfahren und zu verstehen (▶ Kap. 4.10).

3.11 In zehn Schritten zur erfolgreichen Anleitung

Hier ein Ablauf für Ihre geplanten und strukturierten Anleitungen in der pflegerischen Praxis:

1. **Terminierung:** Die Anleitungstermine werden ca. einen Monat im Voraus konform zu den Dienstplänen der Wohnbereiche geplant. Die Anleitung erfolgt zu unterschiedlichen Dienstzeiten (Früh- und Spätdienst). Der Auszubildende erhält diese Information direkt vom Praxisanleiter und/oder ausgehängten Dienstplan. Innerhalb des letzten halben Ausbildungsjahres erhält jeder Auszubildende mindestens zwei prüfungsähnliche Anleitungen als direkte Vorbereitung auf das praktische Pflegeexamen durch freigestellte Praxisanleiter*innen.
2. **Auswahl der Situation, Person, inhaltliche und methodische Planung:** Nach Absprache mit der Auszubildenden werden Pflegesituation (Komplexitätsgrad, Person, Pflegeinhalte und anzuwendende Methoden) abgestimmt. Hinweis: Die Auszubildende soll Mitsprache bei der Auswahl der Methode haben.
3. **Einverständnis:** Die im Rahmen einer strukturierten und geplanten Anleitung zu versorgenden Menschen werden informiert, und es wird ihr Einverständnis eingeholt. Das Arbeitsbündnis wird besprochen und eine Auftragsklärung wird eingeholt.
4. **Vorgespräch:** Das Vorgespräch findet am Vortag der Anleitung statt (evtl. auch telefonisch). Es werden gemeinsam mit dem Auszubildenden Ziele und Schwerpunkte (Komplexitätsgrad) der Anleitung gesetzt. Dabei wird Bezug genommen auf bereits getroffene Zielvereinbarungen, Stärken und Schwächen des Auszubildenden, aktuelle Lerninhalte des voran-

gegangenen Theorieunterrichtes und den Ausbildungsstand, schriftliche Vorbereitungsarbeiten wie Ausarbeitung einer Pflegeplanung, einer Anamnese, eines Ablaufplanes, recherchieren von fachlichen Aspekten zu Krankheitsbildern und Pflegetechniken, mündliche Vorstellung des Pflegebedürftigen anhand der Dokumentation, Information des Auszubildenden über die geplante Anleitungsmethode und den zeitlichen und pflegerischen Umfang der Anleitung, Information über schriftliche Beurteilung und Bewertung der Anleitung durch den Praxisanleitenden.

5. **Vorbereitung des Auszubildenden:** Der Auszubildende bereitet sich inhaltlich anhand der Pflegedokumentation, Expertenstandards, Fachbüchern etc. vor.
6. **Vorbereitungen des Anleitenden:** Die anleitende Person bereitet sich und die Anleitungssituation vor. Sie nimmt Einsicht in die Vorbereitungen des Auszubildenden.
7. **Durchführung der Anleitung:** Die geplante Anleitung wird durchgeführt.
8. **Nachbereitung der Anleitung:** Konstruktive Reflexion des Anleitungsprozesses direkt im Anschluss an die Anleitung oder am Folgetag. Besprechung und Korrektur der vom Auszubildenden erstellten schriftlichen Ausarbeitungen (Pflegeplanung etc.). Protokollierung der Anleitung, Selbsteinschätzung und Fremdbewertung, Formulare sind angelehnt am Prüfungsprotokoll für die praktische Prüfung, Kompetenzen in den unterschiedlichen Bereichen benennen.
9. **Bewertung:** Die Anleitung wird auf der Grundlage des Anleitungsprotokolls besprochen, Stärken und Defizite bzw. Verbesserungsmöglichkeiten werden benannt.
10. **Administration:** Erfassen der Anleitungszeiten als Nachweis im Rahmen der praktischen Ausbildung (Dokumentation), Dokument bleibt beim Ausbildungsträger (Auszubildendenordner). Der Auszubildende erhält eine Kopie für seine Ausbildungsmappe. Die getroffene Zielvereinbarung wird übertragen (Formular Zielvereinbarungen) und verbleibt im Auszubildendenordner. Diese Prozesse sollten möglichst digital erfolgen, um Zeit und Verwaltungsaufgaben zu minimieren.

3.12 Übung: Konstruktionsprinzipien der Rahmenpläne

Befassen Sie sich mit den Konstruktionsprinzipien der Rahmenausbildungspläne für den Lernort Praxis und definieren Sie das Lernen in Situationen anhand von Beispielen nach der folgenden Struktur:

- Situationsorientiertes Lernen
- Arbeitsorientiertes Lernen
- Arbeitsverbundenes Lernen
- Arbeitsgebundenes Lernen

Überlegen Sie, an welchen Lernorten und in welchen Situationen der Pflegeausbildung Sie als Auszubildende tätig werden und suchen Sie Beispiele für die aufgeführten Begriffe.

3.13 Übung: Interne und externe Evidence

Werden Sie fit zum Thema »Pflegerisches Handeln nach interner und externer Evidence« und beantworten Sie die folgenden Fragen:

- Bei welchen Pflegehandlungen und Anleitsituationen haben Sie sich nur nach der internen bzw. nur nach der externen Evidence gerichtet?
- Welche Ihrer pflegerischen Handlungen hätten einer besseren internen und/oder externen Evidence bedurft?
- Haben Sie nach einer pflegerischen Handlung schon einmal bewusst Ihre interne Evidence reflektiert und gemeinsam mit Ihrem Praxisanleitenden besprochen?
- Haben Sie das PIKE-Schema verinnerlicht und gehen Sie nach dem PIKE-Schema vor, wenn Sie externe Evidence heranziehen möchten?

3.14 Reflexions-Check: Exemplarisches Lernen

Tab. 8: Sind Sie fit im exemplarischen Lernen?

Ich reflektiere:	Trifft gar nicht zu	Trifft teilweise zu	Trifft voll zu
1. Mir ist bewusst, was man unter exemplarischem Lernen versteht.			
2. Ich habe mich damit vertraut gemacht, welche exemplarischen Lernsituationen in meinem Praxiseinsatz vorgesehen sind.			
3. Neben Arbeitsaufgaben mache ich mir immer wieder Lernanlässe und Lernmöglichkeiten bewusst und plane diese mit meinen Praxisanleitungen.			
4. Die Begriffe: Situations-, Wissenschafts- und Persönlichkeitsorientierung sind mir bekannt.			
5. Aus einer Vielzahl von Pflegesituationen mache ich mir deutlich, was daraus grundsätzlich und allgemeingültig zu lernen ist.			
6. Bei der Auswahl von Lernsituationen mache ich meinen Praxisanleitungen aktiv Vorschläge.			
7. Ich versuche bei der Auswahl von Lernsituationen an mein bereits Gelerntes anzuknüpfen.			
8. Ich tausche mich mit Pflegelehrern, Praxisanleitenden und anderen Auszubildenden regelmäßig über noch geplante Lernsituationen aus.			
9. Ich entwickle zunehmend ein Gefühl dafür, welche Lernsituationen mir grundlegendes Lernen ermöglichen.			
10. Ich achte darauf, dass meine Lernsituationen einen zunehmenden Komplexitätsgrad erfüllen.			

3.15 Reflexions-Check: Arbeits- und Lernaufgaben

Tab. 9: Wissen Sie das Wesentliche zu Arbeits- und Lernaufgaben?

Ich reflektiere:	Trifft gar nicht zu	Trifft teilweise zu	Trifft voll zu
1. Mir ist bewusst, was man unter kompetenzorientierten Lern- und Arbeitsaufgaben versteht.			
2. Die vorgegebenen curricularen Einheiten im Rahmenplan (fünf Kompetenzbereiche [KB] für die berufliche Ausbildung in der Pflege und die insgesamt 16 Kompetenzschwerpunkte [KS]) sind mir bekannt, ebenso der Abschnitt 4 in der PflAPrV.			
3. Mir ist bewusst, dass ich zunehmend vollständige berufliche Handlungen mit den Elementen Planung, Durchführung, Kontrolle und Reflexion beherrschen muss.			
4. Ich nutze die Hinweise für die praktische Pflegeausbildung, die das BIBB auf seiner Homepage vorhält.			
5. Mir sind folgende Begriffe vertraut: - Situationsorientiertes Lernen - Arbeitsorientiertes Lernen - Arbeitsverbundenes Lernen - Arbeitsgebundenes Lernen			
6. Mir sind folgende Typen für Arbeits- und Lernaufgaben geläufig: Beobachtungs-, Anwendungs-, Vertiefungs-, Reflexions- und Transferausgaben.			
7. Mir sind kognitive, affektive und psychomotorische Lernziele bekannt und ich kann diese anwenden.			
8. Bei der Beschreibung von Lernzielen und Aufgaben nutze ich die Lernzieltaxonomie nach Bloom.			

Ich reflektiere:	Trifft gar nicht zu	Trifft teilweise zu	Trifft voll zu
9. Interne und externe Evidence sind mir bekannt und das Arbeiten nach EBN übernehme ich mit Fortschreiten meiner Pflegeausbildung.			
10. Ich schließe grundsätzlich ein Arbeitsbündnis mit meinem zu pflegenden Menschen, bevor ich pflegerische Maßnahmen durchführe.			
11. Mir sind die Komponenten, die zu einer pflegerischen Entscheidung führen, bekannt.			
12. Ich kenne das Pflegemodell »Pflegerische Entscheidung als Phase pflegerischer Problemlösung« und ich wende dieses in der Praxis an.			
13. Ich habe die zehn Schritte zur erfolgreichen Anleitung verinnerlicht.			
14. Auch bei geplanten Anleitungen am zu versorgenden Menschen informiere ich diesen grundsätzlich und hole sein Einverständnis für die pflegerische Arbeit ein.			
15. Ich dokumentiere meine Lernaufgaben und -situationen systematisch und gleiche diese mit den Vorgaben zur praktischen Prüfung und den vorgegebenen Kompetenzschwerpunkten ab.			

4 Klassische Lernmethoden

Das Wie bestimmt häufig das Was und das Ergebnis. Fit werden in und mit Methoden.

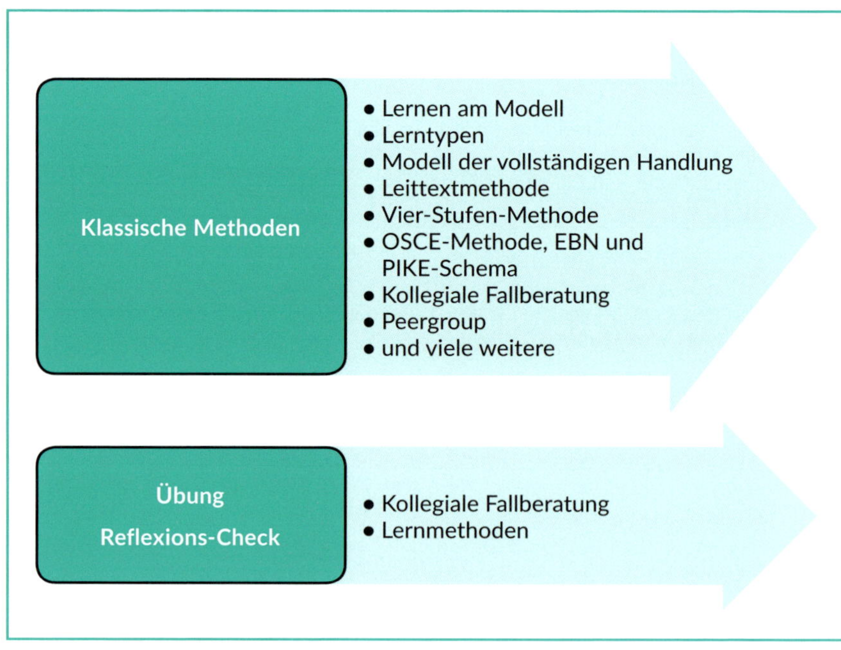

Abb. 17: Das Kapitel im Überblick.

4.1 Lernen mit Methode

Unter Methode versteht man grundsätzlich ein bestimmtes, regelhaftes Verfahren oder Vorgehen zur Erlangung von Erkenntnissen und von Können. Eine Methode ist eine Art der Durchführung, bzw. ein Weg, wie man zu einem angestrebten Ziel gelangen kann.

Im Unterschied zu »Was« ich lerne, befassen sich Methoden mit dem »Wie«, »Womit« und »Wodurch« lerne ich.

Damit Sie Ihr Lernen effizienter, also wirksamer gestalten können, sollten Sie mit bestimmten Methoden lernen. Die sog. Lernmethoden erleichtern Ihnen das Lernen, motivieren Sie und optimieren Ihren Wissens- und Kompetenzzuwachs. Natürlich nur dann, wenn Ihnen die Methoden Spaß machen und Ihr Lernen sozusagen beflügeln.

Lernmethoden können Lernprozesse also unterstützen, fördern und effektiver werden lassen. Häufig wird aufgrund von Zeit- und Personalmangel plan- und ziellos angeleitet, ohne dass Praxisanleitende und Lernende sich mit einer gezielten Methode auseinandergesetzt haben. Es sollte immer geklärt werden, mit welchen Methoden welche Lerneffekte und Lernziele erreicht werden sollen.

Die praktische Anleitung kann durch didaktische Maßnahmen und gut ausgewählte Lernmethoden effizienter gestaltet werden. Lernmethoden erleichtern den Erwerb von Wissen und Können und optimieren die Kompetenzentwicklung. Deswegen machen Sie sich bitte immer auch Gedanken um das »Wie« beim Lernen und nicht nur um das »Was«.

Tipp
Sie sollten verschiedene Lernmethoden kennen und sich gut auf diese vorbereiten. Sie können Ihren Praxisanleitenden auch vorschlagen die Anleitungen nach bestimmten Methoden zu gestalten.

4.2 Lernen am Modell

Praktische Pflegeausbildung ist im Wesentlichen Haltungsarbeit.
Haltung geschieht durch Lernen am Modell und durch Anpassung.

Praktisch ausbildenden Personen und Ihnen als Auszubildende sollte klar sei: Das meiste machen Lernende den erfahrenen Pflegekräften nach – positiv, wie auch negativ. Bei allem praktischen Lernen sollte Ihnen auch bewusst sein: Sie beobachten bewusst oder unbewusst und Sie eignen sich Beobachtetes als eigene neue Verhaltensweisen an.

Lernende werden dabei Beobachter (observer) genannt, der Beobachtete Modell (model) oder Leitbild. Durch das Lernen am Modell ist der Mensch in der Lage, sich auch komplexe soziale Handlungen anzueignen.[11]

Tipp
Ihr Verhalten und Ihr eigenes Handeln ist von Ihren »Modellen« abhängig. Wenn Sie gute Praxisanleitende haben, übernehmen Sie bewusst oder unbewusst das gute Handeln, habe Sie schlechte, so laufen Sie Gefahr auch das schlechte Handeln zu übernehmen.

---

[11] Vgl. Stangl W (2023): Lernen am Modell – Albert Bandura – Modelllernen. [werner stangl]s arbeitsblätter. https://arbeitsblaetter.stangl-taller.at/LERNEN/Modelllernen.shtml

Die Sozial-Kognitive Lerntheorie oder das Modelllernen (oder auch Lernen am Modell genannt) ist eine kognitivistische Lerntheorie, die von Albert Bandura entwickelt wurde. Es werden darunter Lernvorgänge verstanden, die auf der Beobachtung des Verhaltens von menschlichen Vorbildern beruhen. Die persönliche Anwesenheit dieser Vorbilder (Modelle) ist dabei von untergeordneter Bedeutung.

Bandura hat für seine Theorie folgende vier Thesen formuliert:
1. Gelerntes wird nicht zwangsläufig unmittelbar gezeigt.
2. Durch Modellierungseffekte kann Gelerntes in späteren – vollkommen unterschiedlichen – Kontexten wieder auftauchen.
3. Auch eine Beschreibung reicht, um eine kognitive Repräsentation hervorzurufen – der Lerninhalt muss nicht gesehen werden.
4. Gelerntes kann auf andere Bereiche übertragen werden.[12]

Entsprechend Ihrer eigenen Motivation werden Sie Personen und Situationen beobachten, aufmerksam sein, sich Dinge merken, sich daran erinnern, ausführen und wiederholen wollen.

Die Motivation einer Person beeinflusst beim Modelllernen sowohl die Aneignungs- als auch die Ausführungsphase. Nur wer sich vom Beobachten und Durchführen einer Verhaltensweise einen Erfolg bzw. Vorteil verspricht oder einen Misserfolg bzw. Nachteil abzuwenden glaubt, wird entsprechende Aktivitäten entfalten. Motivation ist daher eng mit der Aussicht auf Bekräftigung verbunden. Bandura unterscheidet folgende verschiedene Arten von Bekräftigung:

- **Externe Bekräftigung:** Der Beobachter erfährt eine angenehme Folge auf sein Verhalten oder vermeidet eine negative.
- **Stellvertretende Bekräftigung:** Das Modell erfährt eine Belohnung für sein Verhalten bzw. hatte mit seinem Verhalten Erfolg. Der Beobachter nimmt diese Belohnung bzw. den Erfolg wahr.

---

[12] Bandura A (1991): Sozial-kognitive Lerntheorie. Klett-Cotta, Stuttgart, S. 50.

- **Direkte Selbstbekräftigung:** Der Beobachter belohnt sich selbst für sein Verhalten (Eigenlob).
- **Stellvertretende Selbstbekräftigung:** Das Modell belohnt sich selbst für sein Verhalten. Der Beobachter nimmt diese (Selbst-)Belohnung wahr.[13]

Info

Ihnen sollte bewusst sein: Bekräftigung und Belohnung spielen eine wesentliche Rolle beim Lernen. Ihre Motivation ist der Ausgang bei der »Beobachtung Ihrer Modelle«.

Reflektieren Sie an Beispielen:

- Wie schätzen Sie Ihre Motivation zur Beobachtung und zum Lernprozess ein?
- Wie bekräftigen oder belohnen Sie sich selbst beim Lernen?

4.3 Welcher Lerntyp sind Sie?

Obwohl Lernende alle mehr oder weniger das Gleiche tun, lernen sie auf unterschiedliche Arten und Weisen. Haben Sie sich schon einmal die Frage gestellt, ob Sie einem bestimmten Lerntyp zugehörig sind? Lernen Sie besser beim Sehen, Hören, in Bewegung oder wenn Sie Tätigkeiten selbst ausführen?

Im Folgenden dazu vier Lerntypen:

1. **Visueller Lerntyp (Sehen):** Visuelle Lerntypen sind die Lernenden, die es bevorzugen, die zu erfassenden Informationen zu sehen bzw. zu lesen. Es reicht Ihnen oftmals den Lernstoff nur durch Lesen von Büchern bzw. Notizen aufzunehmen und zu behalten. Oftmals weiß dieser Lerntyp genau, wo etwas in einem Buch wieder zu finden ist. Damit ist aber

[13] Vgl. Bandura 1991

noch nicht gewährleistet, dass diese Lernenden auch ihr Wissen praktisch in Handlungen übertragen können. Visuelle Lerntypen sind trotzdem auf das »Vormachen« angewiesen, da sie die Handlungsabfolgen sehen müssen, um diese übernehmen zu können. Mögliche klassische Lernmethoden für den visuellen Lerntyp sind: Karteikarten, Grafiken, Bücher, Skizzen, Sketchnotes, Notizen, Einsatz von Farben.

2. **Auditiver Lerntyp (Hören):** Dieser Lerntyp eignet sich Informationen besonders gut durchs Hören an. Die Lerntypen können sich z. B. Gehörtes wie Gesprochenes, z. B. Podcasts oder Audionachrichten viel einfacher als andere Lerntypen merken. Oftmals empfinden diese Lerntypen Umgebungsgeräusche als störend, da es Sie von Ihrer Konzentration abhält. Mögliche Lernmethoden: Vorträge, Diskussionen, Gespräche, Lernvideos, Audiobücher, Selbstvorlesen, Selbstvorsprechen.
3. **Haptischer/Motorischer Lerntyp (Tasten/Fühlen/Bewegen):** Der haptische/motorische Lerntyp lernt am besten, indem er etwas anfasst, berührt bzw. betastet. Dieser Lerntyp ist sehr auf Bewegung beim Lernen angewiesen. Außerdem hilft es ihm, wenn er aktiv in den Lernprozess eingebunden ist und somit »praktische« Erfahrungen sammeln kann. Hat er also etwas betastet, gefühlt oder erfahren, kann er die erlernte Information besser verarbeiten und behalten. Lernmethoden: Aktive Teilnahmen an Aktionen und pflegerischen Interventionen, Anfassen, Bewegungen, Experimente, Nachmachen, Schauspiel/Rollenspiel.
4. **Kinästhetischer Lerntyp (Erleben):** Diese Lernenden können sich Dinge besonders gut merken, wenn sie Tätigkeiten aktiv ausführen. Sie sammeln Erfahrungen im Erleben und können Handlungen, Bewegungsabfolgen und Erlebtes verarbeiten und abspeichern. Es hilft ihnen, wenn sie die Möglichkeit bekommen, das Gelernte konkret auf eine Situation anwenden oder nachmachen zu können. Viele Lernende der Pflegeberufe sind hierauf angewiesen, da pflegerische Interventionen immer auch mit komplexen Handlungen erfolgen und diese Handlungsabfolgen auch von den pflegerisch Lernenden verlangt werden. Lernmethoden: Case-Studies, Projektarbeiten, Experimente, Handlungsorientiertes Lernen, komplexe Pflegeinterventionen.

In der Praxis treten diese Lerntypen selten isoliert auf. Es gibt eine Vielzahl von Verknüpfungen der grundlegenden Lerntypen. Lassen Sie sich auf verschiedene Methoden ein und finden Sie heraus, welche Methoden Ihnen am meisten Freude bereiten. Freude ist wichtig beim Lernen. Methoden machen Lernen lebendig und ohne Abwechslung bei den Methoden, macht Lernen wenig Spaß.

Tipp
Bei der Auswahl der geeigneten Lernmethoden ist es wichtig zu ermitteln, zu welchem Lerntyp Sie gehören und welche Lernziele erreicht werden sollen.

4.4 EBN-Methode und Forschen nach dem PIKE-Schema

Möchten Sie sich mit einer pflegewissenschaftlichen Methode befassen? Dann empfehle ich Ihnen die EBN-Methode. EBN, »Evidence-based Nursing«, ist das Verfahren, das evidenzbasiert pflegerische Maßnahmen plant. EBN beabsichtigt, Pflegebedürftigen die beste und wirksamste Pflege zukommen zu lassen, die nicht allein auf Traditionen, Überlieferungen oder Erfahrungen beruht, sondern auch auf pflegewissenschaftlichen Belegen. Die EBN-Methode umfasst sechs Schritte:

1. Auftrag klären in der Begegnung
2. Problem formulieren
3. Literaturrecherche
4. Kritische Beurteilung von Studien
5. Veränderung der Pflegepraxis (Pflegemanagementmodell)
6. Evaluation von Wirkungsketten – Qualitätsmanagement und EBN[14]

[14] Bezogen auf das gesamte Kapitel 4.4 vgl. Behrens & Langer 2022

4.4.1 Schritt 1: Auftrag klären in der Begegnung

Zu Anfang sollte man überlegen, ob das zu bearbeitende Problem überhaupt in den eigenen Aufgabenbereich fällt. Ist dies nicht der Fall, sollte geklärt werden, ob die (sicherlich) begrenzten Ressourcen anderweitig nicht sinnvoller eingesetzt werden könnten. Eine Orientierung über z. B. die pflegerische Aufgabenstellung in einem Krankenhaus kann das Pflegeleitbild liefern.

Dieser erste Schritt der EBN-Methode benötigt in der Regel nur wenige Sekunden Zeit, sollte aber, da es sich um eine Grundvoraussetzung für alle weiteren Schritte handelt, in den EBN-Prozess mit einbezogen werden.

4.4.2 Schritt 2: Problem formulieren, Forschungsfragen formulieren, Fragestellung nach dem PIKE-Schema

Um ein Problem zielorientiert unter Forschungskriterien lösen zu können, muss zunächst eine eindeutige Fragestellung formuliert werden, da Sie sich so zum einen des Problems bewusster werden und vorab gezwungen sind, es von mehreren Seiten zu beleuchten. Zum anderen erleichtert eine klare Fragestellung die anschließende Recherche, da die Frage in der Regel die Schlüsselworte schon enthält. Das Wichtigste ist, Fragen zu stellen und keine Fragebögen zu benutzen. Ein Formular ersetzt kein Gespräch.

Das PIKE-Schema

Die Problemformulierung/Fragestellung können Sie mit Hilfe des PIKE-Schemas erarbeiten. Das PIKE-Schema dient zur Formulierung von Interventionsstudien mit einer Kontrollgruppe. Das heißt, zur Formulierung von Forschungsfragen, bei denen an einer Gruppe Menschen eine Maßnahme (Intervention) erfolgt und an einer anderen Vergleichsgruppe nicht. Die Ergebnisse beider Gruppen werden anschließend miteinander verglichen.

PIKE-Schema

1. Pflegebedürftiger (Person) (P)
2. Intervention (Maßnahme) (I)
3. Kontrollintervention (Maßnahme, die überprüft werden soll) (K)
4. Ergebnismaß (E)

4.4.3 Schritt 3: Literaturrecherche

Lernen Sie das Auffinden bester Evidence oder nutzen Sie als Praxisanleitende die Erfahrungen von Pflegewissenschaftlern bei der Literaturrecherche. Nutzen Sie das Wissen aus Büchern, Zeitschriften und Datenbanken und befassen Sie sich mit Suchstrategien.

4.4.4 Schritt 4: Kritische Beurteilung von Studien

Befassen Sie sich mit der kritischen Beurteilung von Studien, Methoden der Datensammlung und quantitativen und qualitativen Studiendesigns. Lernen Sie die kritische Beurteilung von Studien. Lernen Sie die Qualität der Evidence einzuschätzen[15]. Lernen Sie die Beurteilung von Leitlinien. Mögliche Interventionen gemäß des »Evidence-based Nursing and Caring« finden sich etwa in Standards und Leitlinien. Sie sind Zusammenfassungen aktueller Erkenntnisse Dritter.

[15] Vgl. Behrens & Langer 2022

Expertenstandards Pflege

Tipp

Zu den wesentlichen Themen in der Pflege hat das Deutsche Netzwerk für Qualitätsentwicklung in der Pflege (DNQP) den aktuellen Wissensstand in Expertenstandards beschrieben: https://www.dnqp.de/

In Deutschland arbeitet das DNQP seit 1999 an der aufwendigen Entwicklung evidenzbasierter Expertenstandards in der Pflege. Sie sind für die professionelle Pflege insgesamt als richtungsweisend anzusehen. Expertenstandards sind als Instrumente zu verstehen, mit deren Hilfe die Qualität von Leistungen definiert, eingeführt und bewertet werden kann. Sie geben zudem Auskunft darüber, welche Verantwortung die Berufsgruppe gegenüber der Gesellschaft, den Pflegebedürftigen, dem Gesetzgeber wie auch gegenüber ihren einzelnen Mitgliedern übernimmt.

Info

Standards können individuelle Ziele nicht abbilden, können nie die Entscheidung im Einzelfall vorgeben und dürfen nicht ungeprüft angewendet werden.

Der Zugang und die Sichtung empirisch begründeten Wissens sind keinesfalls gleichzusetzen mit der Kenntnis von Standards und Leitlinien. Standards und Leitlinien beruhen häufig auf Konsens, auf Expertenvermutungen, auf Traditionen und klinischen, manchmal durchaus trügerischen Erfahrungen, aber nur zum Teil auf empirisch abgesichertem, wissenschaftlichem Wissen.

Tipp

Leitlinien finden Sie unter www.awmf.org/leitlinien/leitlinien-suche.html

Die Auswahl der Forschungsergebnisse und die Fülle an publiziertem Wissen stellen für praktisch Tätige in der Pflege eine große Herausforderung dar. An dieser Stelle ist es ratsam, Qualitätsmanagementbeauftrage, akademisch qualifizierte Pflegexperten, Pflegewissenschaftler oder Lehrkräfte hinzuzuziehen, um die Forschungsergebnisse nach Güte, Validität (= Richtigkeit, Gültigkeit), Spezifität, Brauchbarkeit, Aussagekraft und Anwendbarkeit zu prüfen.

4.4.5 Schritt 5: Veränderung der Pflegepraxis (Pflegemanagementmodell) Forschungsergebnisse integrieren und praktisch anwenden

Das nun beste gefundene Wissen sollte in die Pflegepraxis übertragen werden. Bei allen pflegerischen Interventionen, die im Pflegeplan aufgenommen werden, müssen verantwortliche Pflegefachkräfte überprüfen, ob bewiesen ist, dass die Methoden nach aktuellem Wissenstand die richtigen sind. Sollte von der externen Evidence abgewichen werden, so muss dies in der Pflegedokumentation kenntlich gemacht und begründet werden. Vorrangig vor der unreflektierten Anwendung externer Evidence sind immer die individuellen Besonderheiten, Wünsche und Vorstellungen der Klient*innen.

4.4.6 Schritt 6: Evaluation von Wirkungsketten – Qualitätsmanagement und EBN Forschungsergebnisse evaluieren

Die Auswertung und Bewertung (Evaluation) von Forschungsergebnissen ist vielleicht der wichtigste Schritt. Die Evaluation sollte sich auf die Fragen beziehen: »Womit soll der Erfolg/Misserfolg patienten-/klientenbezogen gemessen werden?« – »Mit welchen Evaluationsindikatoren soll die Wirkung der pflegerischen Intervention auf den zu pflegenden Menschen gemessen werden?« Nutzen Sie die drei Ebenen der Evaluation:

1. Das Ergebnis ist (nicht) wie erwartet.
2. Das Ergebnis ist wie erwartet, aber entspricht inzwischen nicht mehr meinen Bedürfnissen.
3. Das Ergebnis ist wie erwartet, aber es wäre etwas Besseres möglich gewesen.

Nutzen Sie zudem die Klassifizierung nach Prozess-, Struktur- und Ergebnisevaluation.

4.5 Das Modell der vollständigen Handlung

1. Sie sollen beim Lernen der praktischen Pflege möglichst in sog. »vollständigen Handlungen« lernen. Das Modell der vollständigen Handlung wird auch als »Prinzip der vollständigen Handlung« bezeichnet. Beim »Modell der vollständigen Handlung« handelt es sich um ein pädagogisches Prinzip zur Förderung von Schlüsselqualifikationen. Es gibt weit mehr als 200 sog. Schlüsselqualifikationen. Sie können in drei Gruppen zusammengefasst werden: Methodenkompetenz,
2. Sozialkompetenz und
3. Humankompetenz.

Tipp

Schlüsselqualifikationen sind z. B. Leistungsbereitschaft, Kommunikationskompetenz, Organisationsvermögen, Fremdsprachen, EDV-Wissen, Medienkompetenz, Teamfähigkeit, Einfühlungsvermögen, strukturiertes Arbeiten oder Stressresistenz.

Berufliche Handlungsfähigkeit bedeutet: Ein Lernender soll nach Abschluss seiner Ausbildung in der Lage sein, die typischen Arbeiten des betreffenden Berufs ausführen zu können. Er soll beruflich qualifiziert handeln können.

Das Modell der vollständigen Handlung ist ein Denkmodell: Es soll den Praxisanleitenden und anderen Lehrenden – aber auch Ihnen, den Auszubildenden – bewusst machen, nicht nur die aktuell erforderlichen berufsfachlichen Fertigkeiten, Kenntnisse und Fähigkeiten zu vermitteln bzw. zu erlernen, sondern auch die innere Haltung die Kommunikation und das Verhalten.

Das Modell besteht aus sechs Stufen und legt höchsten Wert auf die Reflexion der Prozesse (▶ Tab. 10).

Tab. 10: Stufen der vollständigen Handlung

Stufe	Aufgabe
Informieren	Der Lernende soll eine möglichst komplexe Aufgabe bekommen. Um diese Aufgabe zu lösen, muss er sich zuerst die nötigen Informationen beschaffen. Diese Informationsbeschaffung kann er selbstständig ausführen, er kann aber je nach Wissensstand und Erfahrungshorizont von der Praxisanleitenden angeleitet werden. Er muss sich z. B. fragen: Was ist das Ziel? Was ist das Problem?
Planen	Beim Planen sollen die Lernenden möglichst selbstständig einen sinnvollen und zielorientierten Arbeitsablauf erstellen, sie können aber je nach Wissensstand und Erfahrungshorizont von der Praxisanleitenden angeleitet werden und müssen sich z. B. fragen: Was brauche ich an Informationen, an Hintergrundwissen oder an Materialien bzw. Werkzeugen?
Entscheiden	Wenn die Planung abgeschlossen ist, führt der Lernende ein Fachgespräch mit der Praxisanleitenden. Hier wird der Arbeitsablauf überprüft und entschieden, wie er letztlich umgesetzt wird. Er muss sich z. B. fragen: Welchen Lösungsweg nehme ich? Dabei ist entscheidend, ob ein Lösungsweg für alle Auszubildenden maßgeblich ist oder ob individuelle Lösungen akzeptiert werden.

Stufe	Aufgabe
Ausführen	Hier führen die Lernenden selbstständig die erforderlichen Arbeitsschritte, die sie in der Arbeitsplanung erarbeitet haben, aus. Dabei ist es sinnvoll, die Auszubildenden zur Teamarbeit zu befähigen. Sie können je nach Wissensstand und Erfahrungshorizont von der Praxisanleitenden angeleitet werden. Die Unterrichtsplanung liegt nach wie vor bei der Praxisanleitenden. Die Planung soll den Auszubildenden je nach Kompetenzniveau Freiräume ermöglichen, die diese sinnvoll nutzen können.
Kontrollstufe	Hier findet möglichst selbstständig ein Soll-Ist-Vergleich statt. Diese Kontrolle kann als Selbstbewertung oder als Bewertung innerhalb der Arbeitsgruppe stattfinden: Ist der Arbeitsauftrag sachgerecht und fachgerecht ausgeführt? Ist das Ziel erreicht?
Beurteilung	Der Lernende soll das Arbeitsergebnis möglichst selbstständig bewerten. Er soll lernen, seine eigenen Handlungen zu reflektieren. Er muss sich z. B. fragen: Was kann ich in Zukunft besser machen? Die Bewertung wird auch durch die Praxisanleitende erfolgen. Die Beurteilungskriterien sollten den Lernenden vorher bekannt sein.

Die Methode eignet sich, um Ihre Selbstständigkeit und generell Ihre Schlüsselqualifikationen zu fördern.

4.6 Die Leittextmethode

Bei der Leittextmethode handelt es sich um ein Ausbildungsverfahren, bei dem Auszubildende bei der Bewältigung von praktischen Aufgaben durch schriftliche Unterlagen, in der Regel in Form von Texten, angeleitet werden. Die Forderung des selbstständigen Lernens wird darüber hinaus folgendermaßen begründet: berufliche Anforderungen bestehen nicht mehr nur ausschließlich darin, praktische Fertigkeiten zu erlernen. Im Mittelpunkt der Methode stehen Leitfragen, formuliert durch Praxisanleitende, die von den Lernenden in Einzel- oder Gruppenarbeit in einem festgelegten Zeitraum zu beantworten sind.

Info
Leittexte werden strukturiert, da nicht davon ausgegangen wird, dass Lernhandlungen Routinehandlungen sind und damit nicht vollständig sein können. Leittexte ermöglichen schon erworbenes Wissen in die Praxis zu transferieren, aber auch die Aneignung und den Transfer vollständig neuen Wissens.

4.6.1 Phasen der Leittextmethode

Vorbereiten

Praxisanleitende erstellen Leittexte (einschließlich Leitfragen und Informationsmaterial) und Kontrollbogen (Antworten der Leitfragen). Sinnvoll kann es aber auch sein, dies durch eine Lerngruppe für eine andere formulieren zu lassen. Dadurch wird eine vertiefende Beschäftigung mit der ausgewählten Thematik erreicht.

Bevor der Auszubildende die Leitfragen bearbeitet, werden ihm Sinn und Nutzen der Methode vorgestellt (eigenständiges Lernen, Selbstverantwortung und Selbstkontrolle). Es erfolgt eine Vorstellung des Themas und die Festlegung der Arbeitsbedingungen (Räume, Zeitabsprachen, Material und Quellen). Wenn in Gruppen gearbeitet werden soll, sind Gruppenbildung und -regeln festzulegen. Schließlich wird der Arbeitsablauf vorgestellt und erklärt.

Informieren

Die Lernenden erhalten den Leittext. Es können auch vorgedruckte Arbeitsblätter ausgehändigt werden, die z. B. leere Tabellen enthalten. Die Leitfragen als zentraler Bestandteil des Leittextes stellen den »roten Faden« für den Arbeitsprozess dar. Die Beschaffung der Informationen zur Beantwortung der Leitfragen erfolgt selbstständig durch die Auszubildenden.

Durchführung

Die Durchführung beinhaltet die Schritte Planen, Entscheiden, Ausführen, Kontrollieren, Prässentieren, Evaluieren und Üben.

- **Planen:** Auszubildende planen entsprechend der zu bearbeitenden Leitfragen ihr Arbeitsvorgehen, ggf. die Arbeitsteilung bei Gruppenarbeit und die Zeiteinteilung.
- **Entscheiden:** Die Planung wird dem Lernberater (Praxisanleitenden) vorgelegt und gemeinsam mit ihm abgesprochen. Um zu verhindern, dass Arbeitsprozesse in die Irre gehen bzw. scheitern, ist die Beratung von entscheidender Bedeutung
- **Ausführen:** Die Aufgaben werden nun arbeitsteilig oder arbeitsgleich erarbeitet. Das Arbeitsergebnis ist schriftlich festzuhalten.
- **Kontrollieren:** Nach Fertigstellung der Aufgaben bewerten Auszubildende ihre Ergebnisse in einer Selbstkontrolle mit Hilfe des ausgehändigten Kontrollbogens, der die Musterlösungen enthält. Es besteht die Chance zu lernen, dass es nicht auf Benotung, sondern auf richtige Ergebnisse ankommt.
- Präsentieren: Nach Erarbeitung und Selbstkontrolle ist das Ergebnis dem Lernberater und ggf. anderen Auszubildenden vorzustellen. Wichtig in dieser Phase ist aber vor allem das abschließende bewertende Feedback durch die Praxisanleitenden.
- Evaluieren: Die Evaluation schließt sich unmittelbar an die Bewertung an. Prozess und Ergebnis werden besprochen. Gemeinsam wird das nachfolgende Vorgehen vereinbart. Die Lernenden können an dieser Stelle ein Feedback zur Qualität des Leittextes und zur Hilfestellung durch den Lernberater geben.
- Übungsphase: Es kann sich nach der Evaluation noch eine Übungsphase anschließen, z. B. durch Bearbeitung weiterer Fälle[16].

[16] Vgl. Reich K (2007): Leittextmethode http://methodenpool.uni-koeln.de/, S. 5–7

Tipp
Die Leittextmethode ermöglicht es Ihnen in der praktischen Ausbildung, selbstständig berufliche Handlungskompetenz zu entwickeln. Es lohnt sich, wenn Sie die Durchführungsschritte einstudieren und verinnerlichen. Entwickeln Sie selbst auch Leittextmethoden und führen Sie diese mit anderen Auszubildenden durch. Greifen Sie Themen auf, die Sie im theoretischen Unterricht durchgenommen haben und verknüpfen Sie diese mit praktischen Handlungen. Führen Sie auch die Evaluationen mit erfahrenen und unerfahrenen Auszubildenden durch.

4.7 Die Vier-Stufen-Methode

Die Vier-Stufen-Methode erlaubt das systematische Wiederholen und Reflektieren von Abläufen. Die Vier-Stufen-Methode ist also eine Transfermethode. Anfangs wird der Ablauf in ähnlichen Situationen anhand von Vorschriften geübt. Abläufe werden leichter und beständiger. In der anschließenden Phase werden autonome Bewegungs- und Arbeitsabläufe entwickelt. Die Phasen der Vier-Stufen-Methode bestehen aus Vorbereitung, Vormachen, Nachmachen und Abschließen. Sie werden im weiteren Verlauf punktuell wiederholt[17] (▶ Abb. 18).

[17] Vgl. Brühe R (2006): Methodenmix in der praktischen Pflegeausbildung: Vielfältigkeit der Lernzugänge nutzen. In: Pflegezeitschrift Pflegepädagogik. Stuttgart, Kohlhammer 8, S. 505–508.

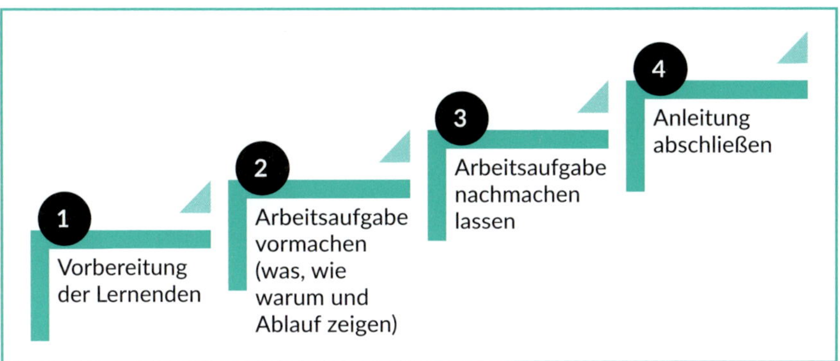

Abb. 18: Die Vier-Stufen-Methode.

4

4.7.1 Phasen und Prozess der Anleitung[18]

1. Phase: Vorbereitung der Lernenden

In dieser ersten Phase geht es darum, die Lernsituation zu benennen, die Vorkenntnisse der Lernenden festzustellen, die zu erreichenden Ziele mit ihnen zu besprechen, das Interesse anzuregen und das notwendige Lernmaterial zur Verfügung zu stellen. Von zentraler Bedeutung in dieser Phase sind auch die relevanten Informationen über Patient*innen/Bewohner*innen und deren aktuelle Pflegesituationen.

2. Phase: Die Arbeitsaufgabe vormachen

Vor allem zu Beginn der Ausbildung ist das Vormachen einer Arbeitsaufgabe durch die Praxisanleiterin notwendig. Ein konkreter Beobachtungsauftrag hilft den Lernenden dabei, das Beobachtete zu strukturieren. Das Vormachen kann auf drei verschiedene Arten gestaltet werden:

1. **Vormachen und erklären, »was« geschieht und einen Überblick dazu geben**
   Das Vormachen wird begleitet durch Erklärungen und Begründungen, die entweder vor oder nach der Handlung gegeben werden. Es können sich Übungen zur Selbsterfahrung oder das Erproben am Modell anschließen.

[18] Vgl. Rogall-Adam 2019, S. 58

2. **Vormachen, genau erklären und begründen (»was – wie – warum?«)**
   Die Handlung wird schrittweise demonstriert und gleichzeitig erklärt. Dazu braucht der Lernende einen gezielten Beobachtungsauftrag.
3. **Zügig vormachen und dabei Lernabschnitte und Arbeitsablauf hervorheben**
   Hier erhalten die Lernenden den Auftrag, z. B. den nächsten Schritt zu benennen, einzelne Handlungsanteile zu übernehmen oder die Handlung zu reflektieren bzw. zu evaluieren. So können Aktivität und Selbstständigkeit weiterentwickelt werden.

3. Phase: Arbeitsaufgabe nachmachen lassen

Auch das Nachmachen unter Aufsicht kann in drei verschiedenen Formen erfolgen, die aufeinander aufbauen.

1. Die Lernenden führen die Handlung unter Aufsicht einmal oder mehrmals durch.
2. Die Lernenden führen die Handlung durch, beschreiben und begründen sie (»Was mache ich?« – » Wie mache ich es?« – »Warum mache ich es?«)
3. Die Lernenden führen die Handlung zügig durch und beschreiben den gesamten Ablauf.

Sinnvoll ist die Beschreibung der Handlung vor der Durchführung, da so Fehler und Unsicherheiten im Vorfeld korrigiert bzw. genommen werden können. In dieser Phase greift die Praxisanleitende nur ein, wenn Fehler beobachtet werden, die zur Gefährdung führen können oder eine unmittelbare Gefahr für den Pflegebedürftigen darstellen.

4. Phase: Die Anleitung abschließen

In dieser letzten Phase eines Anleitungsprozesses wird abschließend sichergestellt, dass die Lernenden die eingeübte Pflegehandlung korrekt und selbstständig durchführen können. Dazu ist Folgendes zu beachten:

- Die Lernenden üben selbstständig, aber noch unter Aufsicht.
- Die Lernenden können bei Unsicherheit noch auf die Unterstützung durch Pflegefachkräfte zurückgreifen.
- Die Pflegefachkräfte kontrollieren punktuell, korrigieren falls notwendig und unterstützen das richtige Handeln.
- Das richtige Handeln wird durch Anerkennung positiv verstärkt.

Tipp

Wichtig ist die positive Verstärkung durch Feedback und Anerkennung. Von Bedeutung für den Lernfortschritt ist ein kriteriengeleitetes Feedback. Kriterien können z. B. folgende sein:

- Fehlerfreiheit,
- Geschicklichkeit,
- angemessenes Arbeitstempo,
- Einbezug der Bedürfnisse der Pflegebedürftigen,
- u. a.

4.8 Die 5 S-Methode

5 S, im deutschen Sprachraum auch 5 A genannt, ist ein Element aus dem Toyota-Produktionssystem und beschreibt eine strukturierte Methodik, um Arbeitsplätze zu organisieren und zu standardisieren. Die als Rotation dargestellten 5 S (▸ Abb. 19) bestehen aus

1. Selektieren
2. Sortieren
3. Säubern
4. Standardisieren
5. Sichern und ständig verbessern

Die Anwendung der 5 S-Methode steigert die Arbeitseffizienz, erhöht die Produktivität durch verringerte Suchzeiten und verbessert zusätzlich die Arbeitssicherheit. Gut durchorganisierte Arbeitsplätze motivieren Mitarbeitende, verbessern die Teamarbeit und sorgen für kontinuierliche und optimierte und damit reibungslose Arbeitsabläufe. Mit wenig Aufwand und geringen Kosten werden Fehler von vornherein verhindert und mögliche Abweichungen entdeckt, bevor sie Probleme verursachen.

Ziel eines 5 S-Programmes ist es, die Arbeitsplätze so zu gestalten, dass Arbeitsschritte störungsfrei ablaufen. Such- und Wartezeiten sollen vermieden werden – es soll verschwendungsfrei produziert werden. Ein sauberes und ordentliches Arbeitsumfeld gilt zudem als Grundlage für Qualitätsarbeit und ist Voraussetzung für das Erreichen einer nachhaltigen Kundenzufriedenheit. Die Methode lässt sich auch auf die Pflegeausbildung übertragen: zur Optimierung der Arbeitsplatzgestaltungen.

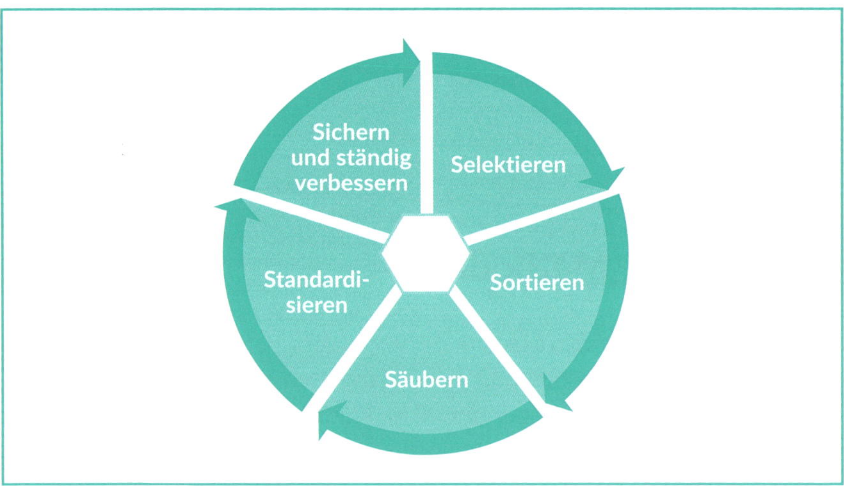

Abb. 19: Rotation 5 S-Methode.

Analog zu der 5 S-Methode wird in Deutschland die 5A-Methode verwendet. Hier stehen die 5 A für

1. Aussortieren
2. Aufräumen
3. Arbeitsplatz sauber halten
4. Anordnung zur Regel machen
5. Alle Schritte wiederholt durchlaufen

Die fünf Schritte können innerhalb der Pflegeausbildung im arbeitsgebundenen Lernen gut verwendet werden, um einem geordneten Grundzustand in einem abgegrenzten Verantwortungsbereich am Arbeitsplatz des Lernenden zu erwirken.

Beispiel **Die 5 A-Methode in der Notfallambulanz**

Finn berichtet seiner Praxisanleiterin: *»Die 5 A-Methode habe ich mir in der Notfallambulanz zu eigen gemacht. Die systematische Vorgehensweise, um den eigenen Arbeitsplatz und die Arbeitsumgebung so zu gestalten, dass man sich optimal auf den Notfall konzentrieren kann, ist absolut notwendig. Jeder Griff muss sitzen und der Arbeitsplatz ist immer standardisiert gleich ausgestattet. Jede Spritze liegt am Platz. Die 5 A sind mir in Fleisch und Blut übergegangen. Ich werde nun überall meinen Arbeitsplatz so optimiert gestalten und verlassen.«*

4.9 Die OSCE-Methode

Die OSCE-Methode ist ideal, wenn Sie strukturiert, in simulierten Situationen, lernen möchten. »Objective Structured Clinical Examination« (OSCE) ist eigentlich eine Prüfungsform, bei der sich Lernende anhand von spezifischen Situationen mit dem Patienten und seiner Krankheitssituation auseinandersetzen. Der »standardisierte zu pflegende Mensch« wird von einem Schauspieler verkörpert, der seine Rolle anhand eines Drehbuchs spielt. Diese vereinheitlichte Prüfungssituation kann die gesamte Handlungskompetenz, u. a. Fachwissen, Kommunikations- und Entscheidungsfähigkeit des Lernenden, abbilden.

Info

In einigen Medizinstudiengängen wird die OSCE-Methode digital unterstützt zur Prüfung der Medizinstudent*innen eingesetzt. Hier wurde die Methode auch entwickelt.

Mit der OSCE-Methode können Praxisanleitende allerdings auch anleiten und Prüfungen durchführen. Mit dem standardisierten Prüfungsprogramm können Lernende aber auch in der Ausbildung und in der Prüfungsvorbereitung lernen.

Das Prinzip der OSCE-Methode folgt dem Prinzip der Simulation. Die Simulation sollte ein fester Bestandteil in der Ausbildung und im Training von Pflegekräften sein. An Pflegepuppen und Simulatoren können Fertigkeiten in der Pflege erlernt werden, ohne dass ein Mensch durch einen Fehler oder eine Nachlässigkeit zu Schaden kommen kann. Die Simulation in der Pflegeausbildung ist inzwischen teils hochtechnisiert und erlaubt Übungs- und Analysemöglichkeiten. Gerade wegen der Technisierung des Trainings in der Pflegeausbildung ist es aber sehr wichtig, dass der Mensch mit seinen Eigenheiten und Bedürfnissen im Mittelpunkt steht. Empathie ist eine der wichtigsten Eigenschaften von Pflegekräften. Auch diese muss trainiert werden.

Grundvoraussetzung zum Lernen mit der OSCE-Methode ist, dass theoretisches Wissen bei den Lernenden bereits vorhanden ist. Dann durchlaufen die Lernenden mehrere strukturiert vorbereitete »Teststationen« in unterschiedlichen Räumen, die die Praxisanleitenden vorbereitet haben.

Tipp

Die Durchführung eines OSCE eignet sich für die praktische Examensvorbereitung. Dennoch sei auf den hohen Vorbereitungs- und Durchführungsaufwand hingewiesen. Vor allem materielle, aber auch zeitliche und personelle Ressourcen müssen ausreichend vorhanden sein. Diese Methode eignet sich z. B. hervorragend bei Schul- oder Schülerstationen oder in Skills Labs.

Sie können als Auszubildende OSCEs auch selbst vorbereiten und mit anderen Auszubildenden üben. Fragen Sie bei Ihren Ausbildern nach, ob sie als Prüfende und Beobachtende Ihre Handlungen begutachten und Ihnen ein Feedback geben.

4.10 Anleitung reflektieren

Hier folgt nun eine Struktur zur Reflexion der Praxisanleitung nach einer pflegerischen Intervention. Mit dieser Struktur können Sie üben, die einzelnen Phasen zu reflektieren oder Sie tun dies gemeinsam mit Ihren Praxisanleitenden. Die folgende Abbildung (▶ Abb. 20) stellt die Struktur und die Reflexionsfragen vor.

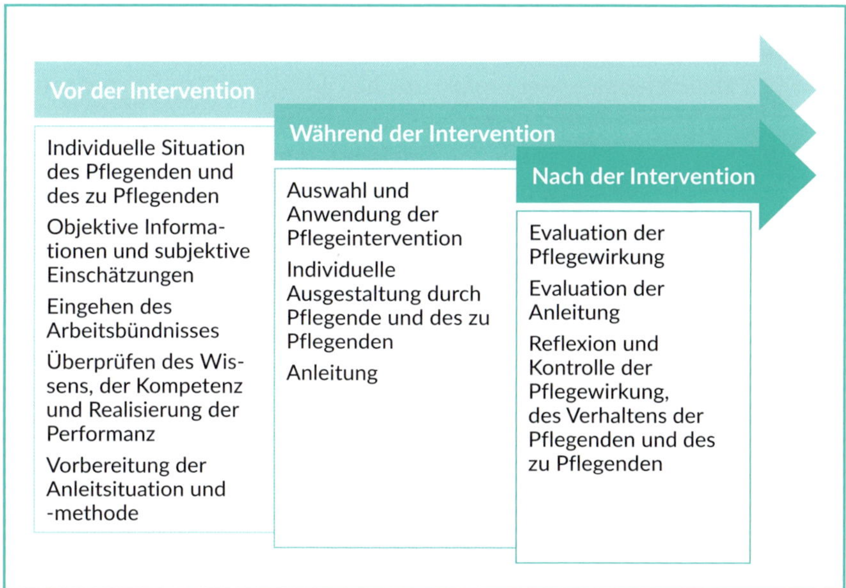

Abb. 20: Reflexion der Anleitung zur pflegerischen Intervention.

Die Schritte vor, während und nach der Intervention sollen im Einzelnen mit den folgenden Fragen reflektiert werden:

- **Vor der Intervention**
  - Wie war die individuelle Situation des Pflegenden und des zu Pflegenden?
  - Waren die objektivierbare Informationslage und die subjektiven Einschätzungen gut und zutreffend oder waren wichtige Informationen nicht bekannt?
  - Wurde das Arbeitsbündnis beiderseitig gewollt und gleichberechtigt eingegangen?
  - War ausreichendes oder umfangreiches Wissen vorhanden und waren Handelnde kompetent und zeigten Performanz?
  - Wie war die Vorbereitung der Anleitsituation und -methode zur geplanten pflegerischen Intervention?
- **Während der Intervention**
  - Wie war die Auswahl und Anwendung der Pflegeintervention?
  - Wie war die individuelle Ausgestaltung und Kommunikation/Interaktion durch Pflegende und den zu Pflegenden während der pflegerischen Intervention?
  - Wie wird die eigentliche Anleitung zur pflegerischen Intervention eingeschätzt?
- **Nach der Intervention**
  - Wie ist die Evaluation der Pflegewirkung einzuschätzen?
  - Wie ist die Evaluation der Anleitung einzuschätzen?
  - Wurde die Pflegewirkung, das Verhaltens der Pflegenden und des zu Pflegenden selbst- und fremdeingeschätzt?

Tipp

Bereiten Sie sich anhand dieser Struktur und Fragen auf Reflexionen vor. Üben und verinnerlichen Sie das Vorgehen bei Reflexionen.

4.11 Die Kollegiale Fallberatung

Die Kollegiale Fallberatung sollten Sie kennen und praktizieren. Die Pflegeausbildung nach Pflegeberufegesetz sieht die Kollegiale Fallberatung explizit in der PflAPrV vor.

Kollegiale Fallberatung ist eine strukturierte Form der Kollegialen Beratung und eine effektive Methode für Auszubildende und Studenten, um eine ressourcenschonende, semiprofessionelle Beratungsmethode kennenzulernen, die wirkt und vielfältige Ziele verfolgt.[19]

Info
Die Kollegiale Fallberatung eignet sich für Auszubildende, Studierende und professionell Tätige in der Pflege ausgesprochen gut, da Pflegende häufig schwierige Situationen und komplexe Problemlagen allein bewältigen müssen und meistens nur wenig Zeit zur Reflexion ihres Handelns haben. Die Beratung findet in Kleingruppen von ca. sechs bis neun Teilnehmenden statt und wird strukturiert moderiert.

Kollegiale Beratung wird als Methode verstanden, bei der sich Kolleginnen und Kollegen in konkreten Fragen der Profession und der Praxis gegenseitig unterstützen und ihr Know-how jeweils passgenau zur Verfügung stellen. Auch ist es grundsätzlich möglich, dass professionsferne Personen in die beratende Funktion gehen. Bei der Anleitung der Kollegialen Fallberatung für Lernende ist es wichtig, die Methode gut einzuüben und strukturiert durchzuführen, damit Auszubildende und Studierende schnell autonom und handlungsfähig werden und die Methode frühzeitig auch unter Lernenden einsetzen können.

---

[19] Vgl. Kriesten U (2020): Kollegiale Fallberatung – Professionelle Pflegekompetenz optimieren. Ein Lehr- und Praxishandbuch. Schlütersche Fachmedien GmbH, Hannover.

Tipp

Gegenstand der Fallberatung bei Lernenden sind Lern- und Arbeits- oder herausfordernde Situationen oder Probleme und Fragestellungen, die gemeinsam reflektiert und lösungsorientiert bearbeitet werden. Damit kann das Instrument der Kollegialen Fallberatung das selbstständige Lernen und die Kompetenzentwicklung effektiv fördern. Das Wissen und Können der Mitarbeitenden mit Mit-Lernenden kann in Teams synergetisch genutzt werden.

Mein Buch »Kollegiale Fallberatung – Professionelle Pflegekompetenz optimieren. Ein Lehr- und Praxishandbuch«, Schlütersche Fachmedien GmbH, leitet Sie beim Erlernen der Kollegialen Fallberatung an.

4.11.1 Ziel- und Voraussetzungen

Sie sollten zum einen die Kollegiale Fallberatung als Methode kennen lernen und zum anderen, um gemeinsam Lösungen für Fragestellungen, problematische Situationen mit zu Pflegenden, Mitarbeitenden oder Angehörigen zu entwickeln. Folgende Ziele können Sie durch die Teilnahme an Kollegialer Fallberatung verfolgen:

- Die Beratungskompetenz Einzelner, aber auch in Teams, wird erweitert.
- Kollegiale Kommunikation, Kooperation und Wertschätzung werden eingeübt.
- Kollegiale Fallberatung lehrt das Moderieren und das Einnehmen von Rollen in Teams.
- Berufliches Handeln kann reflektiert, Zusammenhänge können analysiert und in der Komplexität interpretiert werden – die Teamressourcen werden somit erweitert.
- Handlungsstereotypen und -fehler können von Einzelnen, aber auch von Teams, analysiert werden.

- Pflegerische Wahrnehmung und Interventionsplanung kann optimiert werden.
- Perspektiven können erweitert und vervielfältigt werden.
- Alternative Handlungsoptionen können gefunden werden.
- Neue Denkmuster und Perspektiven können entstehen.
- Neue Handlungsoptionen können ausgewählt und begründet werden.
- Kollegiale Fallberatung fördert die Handlungs- und Anwendungskompetenz.
- Das Wissen und Können kann im Unternehmenszusammenhang betrachtet und angewandt werden.
- Eine Fokussierung auf die Ressourcenorientierung findet statt.
- Das »Wir-Gefühl« wird gesteigert.
- Der Fallgeber kann entlastet werden.
- Vertrauensbildung im Team wird ermöglicht.
- Die soziale Kompetenz kann weiterentwickelt werden.

Für die Pflegenden und Lernenden bedeutet dies konkret, dass während einer oder mehrerer Kollegialer Fallberatungen belastende Situationen und Probleme reflektiert und gezielt aufgearbeitet werden können.

4.11.2 Rahmenbedingungen

Neben den Voraussetzungen der kommunikativen Praxis sind folgende Rahmenbedingungen wichtig, um Kollegiale Fallberatung durchführen zu können:

- Kein Zeitdruck, keine Verpflichtung, keine Stigmatisierung des Fallgebers,
- verbindliche Teilnahme an den vereinbarten Terminen,
- gleichberechtigte Teilnehmende, ohne hierarchische Abhängigkeit,
- offene Bestuhlung in Kreisform, ohne Tische,
- Flipchart, ggf. Metaplanwand zum Festhalten der Schlüsselfrage und Beratungsinhalte,
- die geplante Zeit zur Kollegialen Fallberatung wird eingehalten.

Voraussetzung für Teams, die die Kollegiale Fallberatung durchführen möchten, ist dass sie wirklich am Gelingen, am »Miteinander-arbeiten-Wollen« und am »Miteinander-achtsam-Sein« interessiert sind. Grundvoraussetzung: Die Gruppenmitglieder kennen und vertrauen einander.

Info
Die Kollegiale Fallberatung ist eine Form der Kollegialen Beratung von Gleichgestellten, wobei die Beratenden nicht unbedingt direkt mit dem eingebrachten Fall zu tun haben müssen.

Inhalte der Kollegialen Fallberatung sind »Fälle« – also Fragen zum beruflichen Umgang mit spezifischen zu Pflegenden. Hierbei stehen das Verhalten und die Entscheidungen des Pflegenden im zentralen Fokus.

4.11.3 Rollen

Bei der Kollegialen Fallberatung verteilt man grundsätzlich mindestens vier Rollen (▸ Abb. 21):

1. Fallgeber,
2. Moderator,
3. Berater,
4. Sekretär,
5. ggf. Prozessbeobachtung.

Während Fallgeber, Moderator und Sekretär jeweils eine Person sind, können die Berater aus einem Team von bis zu sechs Personen bestehen.

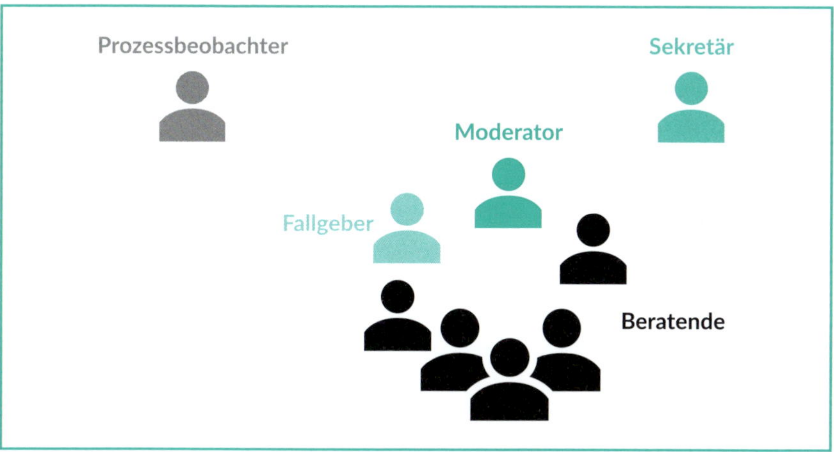

Abb. 21: Rollen in der Kollegialen Fallberatung.

4.11.4 Fall

Mit Fällen sind Handlungssituationen gemeint, bei denen beruflich Pflegende agieren. Unter einem Fall wird ein konkretes Handlungsproblem verstanden. Ein zunächst subjektiver Fall eignet sich dann für eine Kollegiale Fallberatung, wenn die falleinbringende Person (Fallgeber) aktiv handelnd war, also nicht nur Beobachter. Zudem sollte sie den Wunsch und die Bereitschaft verspüren, gemeinsam mit einer Gruppe erneut über den Fall nachzudenken und sich hinsichtlich alternativer Handlungsmöglichkeiten beraten zu lassen. Es können sowohl vergangene Fälle, mit deren Ausgang der Fallgeber unzufrieden ist, als auch aktuelle, noch offene Fälle, für welche der Fallgeber Handlungsoptionen entwickeln möchte, bearbeitet werden.

4.11.5 Phasen

Die Kollegiale Fallberatung in der Gruppe folgt üblicherweise der groben Struktur in sechs Phasen (▶ Abb. 22):

1. Casting
2. Spontanerzählung
3. Schlüsselfrage
4. Methodenwahl
5. Beratung
6. Abschluss

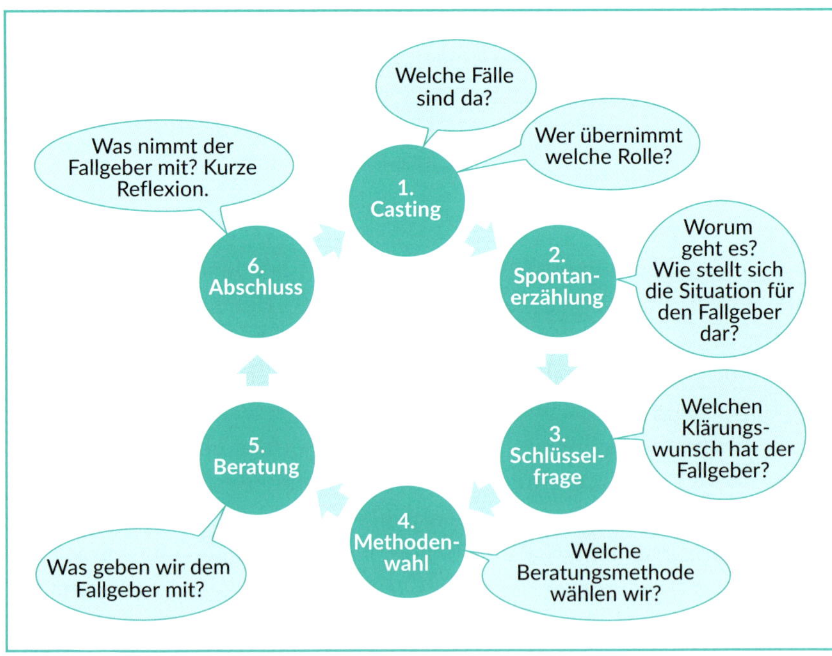

Abb. 22: Die sechs Phasen und der Ablauf der Kollegialen Fallberatung.

Die Phasen und der Ablauf der Kollegialen Fallberatung sind ziel- und ergebnisorientiert. Ziel und Ergebnis sind die Reflexion und die Lösungsvorschläge. In kurzer Zeit wird eine Vielzahl von Beratungsmehrwerten generiert. Das Schema fördert die Transparenz des Beratungsprozesses. Es unterstützt dadurch auch die Autonomie und Verantwortung der einzelnen Personen im Beratungsprozess. Durch das Schema wird die Komplexität des Beratungsprozesses reduziert. Der gesamte Ablauf wird in überschaubare Phasen aufgeteilt. Kollegiale Fallberatung erwirkt vor allem eine Zunahme der Reflexionskompetenz, da das eigene Verhalten Gegenstand der Beratungen ist.

4.11.6 Selbstwirksames Lernen

Teilnehmende an der Kollegialen Fallberatung lernen und reflektieren:

- selbstständig, weil die Gruppe, also das Kollegium, synergetisch seine Fachexpertise nutzt, ohne externen Berater,
- selbstbestimmt, weil der Fallgeber immer selbst entscheidet, ob und welche Beratungsvorschläge er nutzt,
- selbsttätig, weil die Gruppe der kollegial Beratenden frei entscheidet, wann und ob sie tätig wird, ohne Zutun der Vorgesetzten. Bei der Kollegialen Fallberatung werden immer Lösungen auf fachliche Fragen gesucht. Dies erfolgt nach einem strukturierten Vorgehen und systematischen Finden von Lösungsvorschlägen,
- selbststeuernd, da der Fallgeber immer entscheidet, welchen Fall bzw. welche Situation er einbringt und welche Beratungsaspekte er selbst für sich nutzt,
- selbstwirksam, da die Wirkung der Beratung immer auf den Fallgeber und die Teilnehmenden wirkt. Im Gegensatz zum fremdbestimmten Lernen kann die Selbstbestimmung als zunehmend konstruktiv, autonom und mehrwertgenerierend erlebt werden. Man entscheidet selbst über eigene Ziele, Ressourceneinsatz und die eigene Lernhaltung. Fallgeber entscheiden selbst über die zu reflektierenden Themen und das Maß der Intensität.

Sich selbstwirksam und proaktiv zu erleben, fördert das Selbstbewusstsein, die Motivation zur Lösungsfindung und die Leistungsbereitschaft. Innere Widerstände können durch die Methode der Kollegialen Fallberatung erkannt und reflektiert werden. Rückmeldungen zu Stärken und Schwächen optimieren die eigene Analysefähigkeit. Zudem erleben Teilnehmende in Kollegialen Fallberatungen, dass die Gruppe und die Kolleginnen und Kollegen wertschätzend und unterstützend wirken. Das selbstwirksame Lernen in kommunikativen Beziehungen ist insbesondere für beruflich Pflegende von höchster Wirksamkeit und Bedeutung.

Info

Kollegiale Fallberatung ist eine Form der Kollegialen Beratung und ermöglicht selbstständiges, selbstbestimmtes und selbsttätiges Lernen und Reflektieren nach durchdachter und strukturierter Konzeption.

Als Lesetipp empfehle ich Ihnen Kim-Oliver Tietze (Dipl.-Psych.) ist systemischer Coach/Supervisor (SG) und hat seine Dissertation mit dem Titel: Wirkprozesse und personenbezogene Wirkungen von Kollegialer Beratung – Theoretische Entwürfe und empirische Forschung – im VS Verlag für Sozialwissenschaften, Wiesbaden 2010.

Beispiel **Umgang mit Angehörigen**

Finn bereitet gemeinsam mit der Praxisanleiterin eine Kollegiale Fallberatung vor. Er absolviert gerade den praktischen Einsatz auf einer internistischen Station der Universitätsklinik. An der Kollegialen Fallberatung nehmen vier examinierte Pflegekräfte und drei Auszubildende und zwei Studierende teil. Die Praxisanleiterin übernimmt die Rolle der Moderatorin. Bereits vor einer Woche, als die Runde geplant wurde, hat die Studentin Nina angekündigt, einen Fall zum Thema »Umgang mit Angehörigen« einzubringen.

Zu Beginn werden alle Rollen besetzt und die Studierende Nina schildert den Fall: »*Ich wurde bereits dreimal von der Tochter eines 92-jährigen Patienten beschuldigt, dass ich meinen pflegerischen Aufgaben nicht nachkommen würde. Die Tochter ist mit allem nicht zufrieden, was hier auf der Station geschieht, und spricht mich immer wieder an. Wie kann ich mich verhalten?*«
Nina stellt die Schlüsselfrage: »*Wie kann ich mich verhalten, wenn die Tochter des Patienten X erneut auf mich zukommt und mir Vorwürfe zur pflegerischen Versorgung macht?*« Die Beratenden hören beobachtend zu, lassen Nina den Fall komplex schildern und stellen Verständnisfragen, bevor die Beratungsrunde beginnt. Nina wünscht sich als Beratungsmethode das Brainstorming. Zuvor sollen alle Beratenden das 1-Minuten-Brainwriting praktizieren. Am Beratungsgespräch nimmt Nina nicht teil, sondern hört nur zu.
Nach der Beratungsrunde resümiert Nina die Ideen der Beratenden. Die Sekretärin hat alle Nennungen mitgeschrieben und übergibt sie Nina. Die Prozessbeobachterin schildert ihre Beobachtungen zum Beratungsprozess. Abschließend schildern alle Beratenden im Sharing ihre bisherigen Erfahrungen mit schwierigen Angehörigen, um die Fallgeberin nicht allein mit ihrem Problem dastehen zu lassen. Bevor die Runde beendet wird, einigen sich die Teilnehmenden auf einen neuen Termin und auf einen neuen Fallgeber.

Die folgende Tabelle (▸Tab. 11) beschreibt in Kürze die Schritte und den Ablauf der Kollegialen Fallberatung.[20]

Bei wiederholter KFB erfolgt zu Beginn ggf. eine Blitzlichtrunde zu folgenden Themen: Reste vom letzten Mal, Störungen, Befindlichkeiten.

In der Castingphase wird geklärt: Welche Fälle sind da? Welcher Fall wird ausgewählt? Wer übernimmt welche Rolle (5–9 Personen): Moderator, Fallgeber, Berater, (zudem in den Übungen: Sekretär, Prozessbeobachter)?

[20] Vgl. Tietze KO (2003): Kollegiale Beratung. Problemlösungen gemeinsam entwickeln. rororo, Reinbek

Tab. 11: Ablaufschema einer Kollegialen Fallberatung

Phase	Zeit	Fallgeber	Berater	Moderator
1. Casting	5	s. o.	s. o.	Besetzt die Rollen s. o. Zeitverein-barung
2. Fall-vorstellung Problem-situation Spontan-erzählen	5–10	Berichtet den Fall, stellt Problem dar	Hören zu	Achtet auf ungestörte Fallvorstellung und lässt zunächst keine Fragen zu
3. Verständnis-fragen Schlüssel-frage	10	Beantwortet die Fragen Formuliert seine Fragen und Anliegen Formuliert seine Schlüsselfrage	Stellen Verständnis-fragen Keine offene und versteckte Kritik Keine Diskussion über den Fall	Lässt nur Verständnis-fragen zu Moderiert und konkretisiert Schlüsselfrage Sekretär schreibt die Schlüsselfrage gut lesbar an die Filpchart
4. Methoden-wahl	5	Wünscht sich eine Methode	Schlagen Methoden vor	berät
5. Verständnis geben Beratung	10	Hört zu	Blitzlicht der Ein-drücke: »Welche Gefühle, innere Bilder, körper-liche Reaktionen habe ich als Berater beim Zuhören bei mir wahrgenommen?« »Was habe ich äußer-lich bei dem Fallge-ber wahrgenommen (Gestik, Mimik, Aus-druck, Stimme etc.)?«	Skizziert Rollen, moderiert das Blitzlicht fasst zusam-men, fragt nach, fokus-siert, achtet auf die Zeit

Phase	Zeit	Fallgeber	Berater	Moderator
			Jede Berater*in benennt ein bis zwei wichtige Aussagen. Formulieren von Lösungsideen, übernehmen von Rollen und Themen aus dem Fall (z. B. Erwartungen, Wünsche, Ängste, Beziehungserleben) und beraten	
6. Beratung, Hypothesen, Impulse, Lösungsvorschläge und Empfehlungen	5	Rückt mit dem Stuhl aus dem Kreis Hört zu, nimmt auf	Äußern mögliche Entwicklungen, Hypothesen, formulieren Vorschläge, suchen nach alternativen Vorschlägen: »Ich an deiner Stelle würde …«	Beteiligt alle Berater, steuert und achtet auf die Zeit Sammelt alle Lösungsvorschläge
7. Rückmeldung, Präzisierung	5	Kommt in den Kreis zurück, gibt Rückmeldungen zu den Vorschlägen »Was spricht mich am meisten an«, entscheidet woran die Gruppe weiterarbeiten sollte	Berater hören zu und arbeiten strukturiert weiter präzisieren Lösungsvorschläge	steuert
8. Abschluss	5	zieht Resümee, benennt und bewertet die Lösungsidee, reflektiert eigenes Verhalten	Hören zu	Achtet auf die Zeit Lobt, fasst zusammen Abschluss und Ausblick auf nächste KFB
9. Sharing		Hört zu	Jedes Mitglied schildert eine Situation, in der er/sie in einer ähnlichen Situation war	Steuert Fasst zusammen und schließt ab

4

Optional:

- Der Sekretär hält einen Ergebnisvortrag und gibt seine Aufzeichnungen dem Fallgeber.
- Die Prozessbeobachter reflektieren und geben Feedback nach einer strukturierten Feedbackmethode.
- Alle Beteiligten reflektieren strukturiert.

4.12 Die Fallbesprechung

Die Kollegiale Fallberatung ist nicht mit der Fallbesprechung zu verwechseln, bei der im professionellen Team (mit verschiedenen Berufsangehörigen, z. B. Ärzte, Pflegende, Psychologen etc.) eine komplexe Pflegesituation, häufig ausgehend von der Biografie eines zu Pflegenden, dargestellt, analysiert und besprochen wird.

Info

Bei einer Fallbesprechung werden die pflegerischen Interventionen, Therapien und die Gesamtsituation rund um den zu Pflegenden in Abgrenzung zu anderen Beratungsformen besprochen.

Fallbesprechungen finden häufig mit dem Ziel der innerbetrieblichen pflegerischen Fortbildung statt und zur Verbesserung der Versorgungsqualität. Typische Fallbesprechungen werden auch häufig unter ethischen Aspekten als »Ethische Fallbesprechung« durchgeführt.

4.13 Case Management

Das Handlungskonzept des Case Managements ist für Lernende der Pflegeberufe unverzichtbar und gewinnt immer mehr an Bedeutung. Ziel des Verfahrens ist es, Menschen in herausfordernden Lebenssituationen zu unterstützen und durchgängige Fallverantwortung zu übernehmen.

4

Info

Interessant und richtungsweisend sind die Richtlinien der Deutschen Gesellschaft für Care und Case Management (DGCC): https://www.dgcc.de/

Die Lebenswelten der Klient*innen wie auch das Angebot an Dienstleistungen werden immer komplexer. Gleichzeitig wächst der Druck auf die Pflege, so ökonomisch und zugleich so wirksam wie möglich zu arbeiten und die Qualität eigenen Handelns nachzuweisen. In diesem Spannungsfeld hat sich das Handlungskonzept Case Management als zielgerichtetes, strukturiertes Verfahren des Fallmanagements und zur Steuerung von Hilfedienstleistungen etabliert.

Case Management ist ein ganzheitlich orientiertes Handlungskonzept. Es beinhaltet sowohl ein individuelles Fallmanagement als auch die koordinierende Steuerung von Hilfeleistungen der verschiedenen Leistungsanbieter im Sinne eines Systemmanagements. Insbesondere im dritten Ausbildungsdrittel und zur Vorbereitung auf die staatliche Prüfung sollten Lernende mehrere Case Management-Konzepte, bzw. Fallanalysen schreiben und im Team vorstellen.

Beispiel **Case Management-Prozess**

Mahari, Auszubildende im dritten Ausbildungsjahr, verfasst eine Fallanalyse zu Frau Schnippering, die nach einem Schlaganfall und Aufenthalt im Krankenhaus und Rehaklinik den Einzug in ein Altenheim plant. Anhand des Case Management-Prozesses schreibt Mahari in folgender Struktur:

Titel

1. **Einführung**
   Fallstar, Fall, Situation, Setting
2. **Zuständiges Gesetzbuch/ggf. Finanzierung**
3. **Erstgespräch/-kontakt (Intake)**
   - Biografische Angaben, Geschlecht, Alter, Familienstand, Wohnort/Wohnform, etc.
4. **Assessment/Situationsanalyse**
   - Somatische und psychische Funktionen und Beeinträchtigungen, Erkrankungen/Störungen, Einschränkungen, Prognose, GdB, Pflegegrad
   - Soziale Situation
     Vorhandene Kontaktpersonen, Angehörige, finanzielle Situation, Versorgungssituation
     Sozialleistungen/Leistungsbedarf, Pflege und Unterstützung/Pflege- und Unterstützungsbedarfe, Betreuung/Betreuungsbedarf, ärztliche Versorgung/Versorgungsbedarf, Hilfsmittel/Hilfsmittelbedarf
   - Verlauf
     Erstkontakt, Krankenhausaufenthalte, Reha/AHB, Überleitungsprobleme, beteiligte Personen und Institutionen, bislang unternommene Schritte zur Versorgungseinrichtung, aktuelle Versorgungssituation
   - Motivation, Identifikation, Reintegrationspotenzial
5. **Vorgehensplanung, Zielvereinbarung (Hilfekonferenz, Hilfeplanung, Förderbedarfsplanung), potenzielle Zielkonflikte**
6. **Intervention, Maßnahmenplanung**
   - Planung der Umsetzung, Planung der Kontinuität, Umsetzung der Reintegrationsschritte
7. **(Behandlungs-)Pfadentwicklung, pathways**

8. **Monitoring, Verlaufskontrolle (Linking)**
   - Verlaufskontrolle: Kontrolle der Reintegrationsfortschritte, ggf. Zielanpassung
9. **Evaluation, Evaluationsindikatoren**
   - Struktur-, Prozess- und Ergebnisevaluation
10. **Fallabschluss**
    - Clearing/Debriefing: Fallabschluss/Lehren aus Fall ziehen.

Mahari stellt die Fallanalyse bei einem Praxisanleitertreffen oder bei einem »Tag der Auszubildenden/Lernenden« vor.

4.14 Skills Lab und Simulation

Beispiele für den Dritten Lernort sind Skills Lab und Simulation.

4.14.1 Simulation

In der Simulation wird versucht, eine realitätsnahe Praxissituation nachzustellen, um die Lernenden an pflegerisches Handeln heranzuführen. Simulationen beziehen sich auf komplexe Aufgabenstellungen innerhalb eines sicheren und geschützten Raumes. Solche speziellen Laborsituationen bieten zahlreiche Lernmöglichkeiten, weil Fehler – anders als am Lernort Praxis – erlaubt sind und die Sicherheit der zu Pflegenden nicht gefährden.

Lernen anhand von Fehlern, das Ausprobieren/Probieren alternativer Möglichkeiten und die anschließende Reflexion fördern aktives und selbstgesteuertes Lernen. Auch kommunikative Kompetenzen – etwa in der Simulierung eines Anamnesegesprächs – können gefördert werden.

In diesem Fall werden »Schauspieler« zu Simulationspatienten. Nach der Übung erhalten die Lernenden Feedback in einem »Debriefing« (Reflexion) sowohl zu pflegefachlichen als auch zu kommunikativen Kompetenzen.

4.14.2 Skills Lab

Der Begriff Skills Lab setzt sich aus den englischen Begriffen »skill« (= Können, Geschick) und »lab« (laboratory = Untersuchungsraum, Labor) zusammen. Dementsprechend wird unter dem Begriff Skills Lab eine Trainingseinrichtung verstanden, in der v. a. praktische Fertigkeiten und Fähigkeiten vermittelt, eingeübt und trainiert werden können. In diesem Trainingsraum können die Lernenden unter plan- und wiederholbaren Laborbedingungen ihre praktischen Fähigkeiten einüben, ohne dabei den Pflegebedürftigen zu schaden oder Störungen im Praxisalltag ausgesetzt zu sein. Damit sollen die Lernenden bereits vor dem Kontakt mit den zu Pflegenden Handlungskompetenzen erwerben, die einerseits auf die Praxis vorbereiten und andererseits zur Handlungsfähigkeit in der realen Praxissituation führen sollen.

Das Skills Lab ist neben der Schule und Praxisstätte als dritter Lernort innerhalb der Pflegeausbildung anzusehen und wird in spezifischen Phasen durchlaufen. Typischerweise stellt es ein Patientenzimmer im Krankenhaus oder ein Zimmer in einer stationären Pflegeeinrichtung dar.

Tipp
Die Situation soll möglichst alltagsgetreu nachgestellt werden und die Räume sowie die Ausstattung sollen möglichst real und praxisnah gestaltet sein.
Die realen beruflichen Handlungssituationen können sowohl mit Simulationspuppen oder Simulationspatienten nachgestellt werden.

Das Skills Lab spielt insbesondere auch beim Theorie-Praxis-Transfer im Rahmen geplanter Anleitungen eine bedeutsame Rolle. Die Praxisanleitende kann den Auszubildenden schrittweise begleiten, unterstützen und z. B. im Rahmen des Modelllernens Handlungskompetenzen anbahnen und einüben.

Das Skills Lab zählt als kompetenzorientierte Methode, die auch im neuen Pflegeberufegesetz gefordert wird. Weil Fehler erlaubt sind, wird angstfreies Lernen unterstützt, Wissen und Können werden zusammengeführt und Vernetzungen entstehen. Dadurch soll eine hohe Pflegequalität erreicht werden.

Das Skills Lab bietet viele Möglichkeiten für eine gute Ausbildung, v. a. schafft es die Möglichkeit der Anbahnung und Entwicklung, der in den Rahmenlehr- und Ausbildungsplänen geforderten Kompetenzen.

Die Grenzen des Skills Lab sind sicherlich die künstlich geschaffenen und planbaren Pflegesituationen. Der Transfer in die Praxis muss deshalb von den Praxisanleitenden innerhalb der Anleitmethoden weiter begleitet und unterstützt werden.

Tipp
Trainieren Sie möglichst häufig in Übungsräumen mit anderen Auszubildenden. Fordern Sie Feedback von Ihren Praxisanleitenden, wenn Sie glauben Pflegeinterventionen schon ansatzweise zu beherrschen.

4.15 Praxisorientierte Projektarbeiten

Je fortgeschrittener die Pflegeausbildung ist, desto wichtiger sind Projektarbeiten.

Die Projektarbeit hat immer einen praktischen Fokus. Hier muss also eine Problemstellung durch einen praktischen Bezug behandelt werden. Im Grunde ist die Projektarbeit wie eine Hausarbeit und enthält alle Grundelemente einer wissenschaftlichen Arbeit, nur dass das Projekt und dessen Durchführung im Vordergrund stehen.

Beispiel **Projekt: Pflegeberatung optimieren**

Charlotte nimmt im Pflichteinsatz ambulante Pflege am Auszubildenden-Projekt »Pflegeberatung optimieren« gemeinsam mit fünf weiteren Auszubildenden teil.
Sie hat von der koordinierenden Praxisanleiterin einen Projektplan erhalten. Mit zwei weiteren Auszubildenden erarbeitet sie nun einen theoretischen Leitfaden zur Beratung von Angehörigen und zu Pflegenden. Andere Auszubildende haben Leitfäden zur Gesprächsführung vorbereitet. Am Projettag erhalten die Auszubildenden Fallbeispiele zu Beratungssituationen. Alle Auszubildenden führen im Rollenspiel Beratungsgespräche durch und erhalten von Praxisanleitenden Feedback.
Einige Gespräche wurden per Video aufgenommen und gemeinsam analysiert und reflektiert. Charlotte erfasst die Erkenntnisse schriftlich und schreibt einen kleinen Projektbericht. Nachfolgende Auszubildende arbeiten mit den Unterlagen weiter.

4.16 Peergroup: Lernende bilden Lernende aus

Das Prinzip »Lernende bilden Lernende aus« stellt aktives und eigenverantwortliches Lernen in den Mittelpunkt und verbindet Kompetenz, Wissen und Freude am Lernen miteinander. Das Prinzip erfolgt nach der Methode von Peergroups. Der Begriff Peergroup wird auch gleichbedeutend für »Interessengruppe« verwendet. Teilnehmer einer Ausbildungs-, Lern- oder Arbeitsgruppe (Peer-Education) werden oft als Peergroup bezeichnet, sie praktizieren das Peer Learning.

Lernende der Pflegeberufe können sozial unterschiedlichen Gruppen oder Ausbildungsjahren angehören, sind aber für eine bestimmte Zeit durch gleiche Interessen miteinander verbunden.

Bei Pflegeberufen spielen neben Fach- und Methodenkompetenz auch die Sozial- und Selbstkompetenz eine große Rolle. Um diese entscheidenden Kompetenzfelder zu fördern, können Lernende gleichgesinnte Lernende fördern.

Bilden Sie während Praxiseinsätzen Interessengruppen mit anderen Auszubildenden und leiten Sie andere Auszubildende nach der Peergroup-Methode an.

4.17 Übung: Kollegiale Fallberatung

Praktizieren Sie die Kollegiale Fallberatung mit anderen Auszubildenden. Nutzen Sie die unterschiedlichen Rollen in der Kollegialen Fallberatung. Beginnen Sie mit der Rolle als Moderator und bestimmen Sie dann die Rolle des Fallgebers. Wählen Sie aus Ihrer beruflichen Praxis, aus Ihrem Arbeitshandeln, einen möglichen Fall, den Sie erlebt haben oder der Ihnen bevorsteht und aus dem sich ein Problem oder eine gewünschte Änderung ergibt.

- Bereiten Sie die Situationsbeschreibung so vor, dass Sie den Fall in der Runde verständlich schildern können. Bitte bringen Sie hierzu ggf. auch Strukturskizzen, Schaubilder o. ä. grafisch vorbereitet sowie Notizen mit.
- Formulieren Sie eine griffige und konkrete Schlüsselfrage.
- Bitte bringen Sie die ausgefüllte »Vorlage Mein Fall« und das folgende Ablaufschema zur Kollegialen Fallberatung in gedruckter Form mit.
- Führen Sie die Kollegiale Fallberatung durch.
- Wechseln Sie in den sich anschließenden Kollegialen Fallberatungen die Rollen.

4.18 Reflexions-Check: Lernmethoden

Tab. 12: Wie steht es um Ihre Lernmethoden?

Ich reflektiere:	Trifft gar nicht zu	Trifft teilweise zu	Trifft voll zu
1. Ich nutze aktiv und bewusst bestimmte und unterschiedliche Lernmethoden.			
2. Ich setze bewusst die Methode »Lernen am Modell« ein, wenn mir Praxisanleitende oder Pflegende professionell gutes Handeln zeigen.			
3. Ich reflektiere, auf welche Art und Weise ich am besten lernen kann und zu welchem Lerntyp ich gehöre.			
4. Ich übe mit der Methode der »Vollständigen Handlung« verschiedene pflegerische Interventionen.			
5. Nach geplanten Praxisanleitungen reflektiere ich gemeinsam mit der Praxisanleitung in der Struktur: »Vor, während und nach der Intervention«.			
6. Ich versuche grundsätzlich in vollständigen Handlungen praktisch zu lernen und zu üben.			
7. An meinen Arbeitsplätzen habe ich die 5 S-Methode verinnerlicht. Ich verlasse meinen Arbeitsplatz immer perfekt aufgeräumt.			
8. Ich führe jeden Monat eine Kollegiale Fallberatung mit anderen Auszubildenden durch.			
9. Ich bin mit meinen Praxisanleitenden im Dialog wegen der Einrichtung und Optimierung von Übungsräumen in der Pflegeeinrichtung.			
10. Ich habe anderen Auszubildenden das Lernen in Peergroups angeboten und führe dieses durch.			

5 Agile Lernmethoden

Mit agilen Methoden Lernen lernen macht agil.

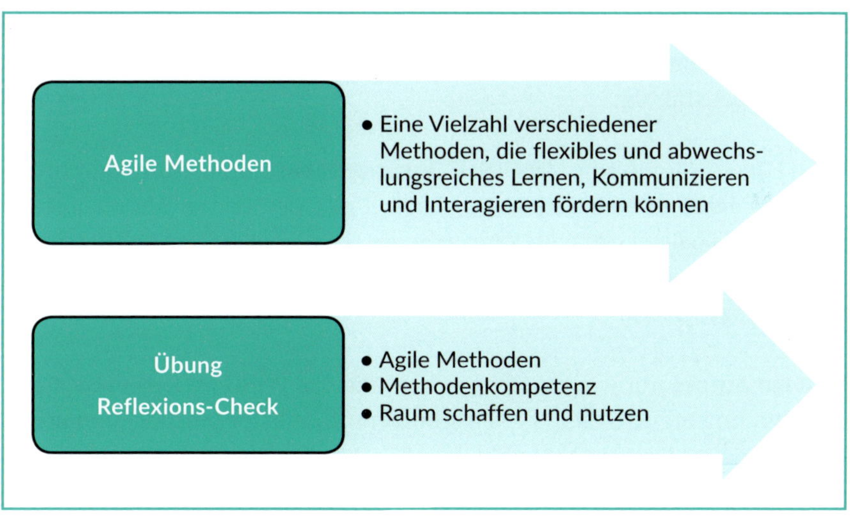

Abb. 23: Das Kapitel im Überblick.

5.1 Im SOLF lernen

Im Zuge der Reformierung der Pflegeberufe und der digitalen Transformation in Deutschland gilt es nicht nur, agil zu arbeiten, sondern auch agil zu lernen. Was versteht man unter agilem Lernen und was macht agiles Lernen aus? Agiles Lernen findet meist im Arbeitsalltag statt, ist immer selbstgesteuert und -organisiert und wirkt auf ein handlungskompetenzorientiertes Lernen im Arbeitsprozess hin.[21] Insofern eignet sich agiles Lernen hervorragend für die praktische Pflegeausbildung und Praxisanleitung.

Lernende werden in Zukunft agil lernen müssen, um den Anforderungen, die an sie gerichtet sind, entsprechen zu können. Mit agilen Lernmethoden werden Sie als Lernende in eine aktive Rolle gebracht, um selbst organisiertes Lernen – kurz: SOL. Nach SOL erstellen Sie die Inhalte und Lerngegenstände eigenständig.

Auch können Sie ein sog. SOLF (Self Organized Learning-Forum) durchführen oder daran teilnehmen. Jeder, der den gleichen Bedarf hat oder etwas zum Thema beisteuern will, kann sich der Gruppe in diesem selbstorganisierten Lernenden-Forum anschließen. Diese Foren können online oder in Präsenz stattfinden.

Um den Anforderungen zu entsprechen, die das PflBG an Lernende stellt, ist es unumgänglich, dass Sie selbstbestimmt, selbstorganisiert und nachfrageorientiert lernen. Das heißt, dass Sie aktiv nach Lernangeboten fragen müssen.

Selbst organisiertes Lernen im Self Organized Learning Forum – kurz: SOLF – sind die Lernmethoden der Zukunft. Selbstorganisiert lernen zu können ist die wichtigste Aufgabe, um die Ideen nach dem Pflegeberufegesetz gelingen zu lassen.

---

[21] Vgl. Walther P (2018): Special Weiterbildung 12/2018, https://www.personalwirtschaft.de/

Beispiel **Finn lädt zum SOLF – Kinästhetics in Präsenz ein**

Finn und andere Auszubildende werden einen Grundkurs in Kinästhetics belegen. Um sich gut vorbereiten zu können, lädt Finn interessierte Auszubildende und Pflegekräfte für nächste Woche Donnerstag 16:00 Uhr in den praktischen Übungsraum des Krankenhauses ein.
Thema des SOLF: »Pflegen nach kinästhetischen Regeln und Erfahrungen«. Es treffen sich Erfahrene und Unerfahrene im Forum. Finn macht eine kleine theoretische Einführung und es erfolgt ein inhaltlicher Austausch und praktische Übungen.

5.2 Scrum

Unter Scrum (Begriff aus dem Rugby. »Scrum« bezeichnet ein dichtes Gedränge) wird ein Vorgehensmodell des Projekt- und Produktmanagements verstanden, dass aus der agilen Softwareentwicklung stammt. Es wurde alternativ zu klassischen Projektmanagementprozessen entwickelt, um zeitnaher und »agiler« reagieren und agieren zu können. Klassische Projektmanagementphasen verlaufen oft zu statisch und träge und verhindern zeitnahes und prospektives Gegensteuern und Anpassen.

Definition **Agiles Lernen**

Unter agilem Lernen (von lateinisch agilis = »flink, beweglich«) wird allgemein die Adaption agiler Werte, Prinzipien und Methoden der Projektarbeit, insbesondere von Scrum, auf Lernprozesse verstanden.

Die häufigsten Ursachen, an denen Teamarbeit oder effektives Lernen und Optimieren krankt, sind:
- mangelnde Synchronisation von Aufgaben,
- mangelndes Teilen von (Zwischen-)Ergebnissen,
- mangelnder Wissens- und Erfahrungsaustausch.

In komplexen Aufgabenstellungen, die klassisch hintereinander geplant sind/waren, helfen iterative Zyklen (mehrfaches Wiederholen gleicher oder ähnlicher Handlungen), um Zwischenergebnisse, unerwartete Probleme oder Hemmnisse zu analysieren, und wieder in den »Flow« zu gelangen. Dadurch entstehen kurze Entwicklungsschritte – sog. »Sprints« – mit klaren Zielvorgaben und regelmäßigen Feedbackschleifen.

Zu Beginn einer Projektphase werden im »Sprint Planning« Ziele definiert und daraus Aufgaben abgeleitet und priorisiert.

Das gesamte Team macht sich anschließend daran, diese Aufgaben zu bearbeiten – jede arbeitet eigenverantwortlich. Täglich werden Zwischenergebnisse präsentiert und Probleme besprochen. Am Ende eines »Sprints« werden Ergebnis, Prozess und Zusammenarbeit reflektiert und ein neues Intervall beginnt. Das Prinzip der kontinuierlichen Reflexion und Präsentation der Zwischenergebnisse wirkt auch bei Lernprozessen effektiv. Eine Scrum Matrix (▶ Abb. 24) kann helfen, Aufgaben nach ihrer Dringlichkeit zu priorisieren.

	Dringend	Nicht dringend
Wichtig		
Nicht wichtig		

Abb. 24: Scrum Matrix.

5.2.1 Scrum am Beispiel einer Schulstation

Von einer Schul- oder Schülerstation (ehemalige Schüler*innen heißen nach PflBG Auszubildende) wird immer dann gesprochen, wenn Auszubildende für einen bestimmten Zeitraum in einem geschützten, von Lehrenden und Praxisanleitenden begleiteten Raum, die Verantwortung für eine Station/Wohngruppe o. ä. oder einen Teil der Station übernehmen.

Das bedeutet konkret, dass die Pflege-Auszubildenden in diesem Zeitraum für alle anfallenden pflegerischen Aufgaben verantwortlich sind und diese organisieren und ausführen müssen. Die Schülerstation stellt eine Form des arbeitsgebundenen Lernens dar: das »Lernen durch Arbeitshandeln im realen Arbeitsprozess«. So werden die Auszubildenden hinsichtlich der Entwicklung ihrer eigenen Handlungskompetenz gefördert und gestärkt. Dies eine ideale Vorbereitung für die Ausübung professioneller Pflege. Hierbei können das neuerworbene Wissen und vorhandene Kompetenzen im Arbeits- und Lernprozess mit Erfahrungen in Einklang gebracht werden.

Im Rahmen der pflegerischen Aufgabenbewältigung in der Schulstation ist, wie in den neuen Rahmenlehr- und Ausbildungsplänen gefordert, das Durchlaufen des vollständigen Pflegeprozesses die Voraussetzung dafür, dass die Auszubildenden die Fähigkeit erwerben, sich ein eigenes Urteil zu bilden und Pflegeinterventionen an die individuellen Bedingungen von zu pflegenden Menschen anzupassen.[22]

Dadurch wird die Handlungsfähigkeit der Auszubildenden gefördert. Jeder einzelne steht mit seiner individuellen Lernbiografie im Mittelpunkt. Es handelt sich hierbei um ein ganzheitlich angelegtes Arbeitshandeln mit dem Ziel, eine Unter- bzw. Überforderung zu vermeiden. Gleichzeitig wird durch die Schulstation die Arbeit im multiprofessionellen Team ermöglicht und die Auszubildenden erhalten die Möglichkeit, eigene Sicht- und Interpretationsweisen umzusetzen sowie die Chance, neue Arbeits- und Organisationsformen auszuprobieren.

---

[22] Vgl. Fachkommission 2020, S. 19.

Die Auszubildenden werden in ihrem Lernprozess durch Besprechungen und ein regelmäßiges Lerncoaching sehr eng begleitet. Dies eröffnet die Chance, sowohl Handlungsabläufe zu hinterfragen, Handlungsalternativen anzubahnen als auch die Selbstreflexion zu fördern.

Das folgende Beispiel soll verdeutlichen, wie das Projekt einer klassisch, nach dem PDCA-Zyklus geplanten Schülerstation, durch die Scrum-Methode optimiert werden kann.

20 Auszubildende im dritten Ausbildungsjahr bereiten sich intensiv nach den Methoden des klassischen Projektmanagement auf die Durchführung einer Schulstation vor. Dies erfolgt in enger Abstimmung mit den Lehrenden und Praxisbegleitenden der Pflegeschule und den Praxisanleitenden in der Pflegepraxis.

Geplant ist, dass die Auszubildenden für sieben Tage eine Gruppe von 20 Bewohner*innen selbstständig betreuen, mit allen dazugehörigen Aufgaben. Fünf weitere Auszubildende übernehmen die Managementprozesse für dieses Projekt. Die Planung erfolgt nach dem klassischen PDCA-Zyklus, der mit Planen – Umsetzen – Überprüfen – Handeln zu übersetzen ist (▶ Abb. 25).

Neben diesem Vorgehen möchten die Auszubildenden iterative Zyklen nach dem Scrum-Prinzip vorsehen und praktizieren, um ihr Vorgehen in allen Phasen einer Überarbeitung, einer Revision und Verbesserung unterziehen zu können.

Das bedeutet praktisch, dass bereits in der Planung tägliche Meetings von wenigen Minuten (z. B. in Form von Daily stand ups [▶ Kap. 5.3]) geplant sind, zu denen sich alle Projektgruppen treffen und über Probleme, Hindernisse und unerwartete Vorkommnisse austauschen. Diese laufen strukturiert nach dem Prinzip:

- »Bisher gut gelungen«
- »Als Problem ist aufgetreten«
- »Das ist nun zu tun«

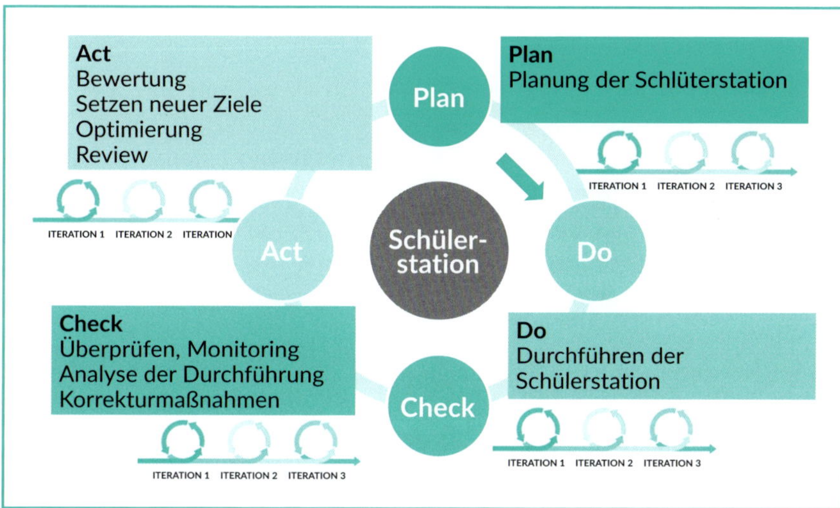

Abb. 25: PDCA-Zyklus und iterative Schleifen nach dem Scrum-Prinzip am Beispiel einer Schülerstation.

Diese Sprints finden täglich und während aller Projektphasen statt. Das Team des Projektmanagements wird hinzugezogen und der ursprüngliche Planungsprozess wird adaptiert und optimiert. Das Ergebnis einer Iteration wird auf notwendige Änderungen untersucht, v. a. hinsichtlich einer Anpassung der Ziele späterer Iterationen. Das geplante Projekt und alle Optimierungen, die durch die iterativen Zyklen entstehen, werden am Kanban Board (▶ Kap. 5.4) visualisiert.

Info

Das Scrum-Prinzip und das Arbeiten in iterativen Schleifen kann Ihnen zu sehr effektivem und effizientem Arbeiten und Anleiten verhelfen. Es lohnt, sich die Methoden genauer anzuschauen und auszuprobieren.

5.3 Daily stand ups

Das Zauberwort heißt stehen – nicht sitzen.

Daily stand ups machen den kurzen und effektiven Austausch in kleinen Gruppen möglich und verkürzen die benötigte Zeit enorm. Zudem wollen die meisten Menschen nicht lange stehen. Daily stand ups signalisieren unbewusst auch: »Wir sind hier nur kurz zusammen gekommen, gleich geht es mit der eigentlichen Arbeit weiter.«

Ein kurzer und möglichst (immer gleicher) strukturierter Austausch über das, was heute ansteht, gestern gelaufen ist, welche Schwierigkeiten aufgetaucht sind, bei dem vorgetragen, diskutiert und vereinbart wird, wie es weitergeht, kennzeichnen die stand ups.

Mit etwas Übung dauern diese stand ups dann tatsächlich nicht länger als 15 Minuten – das ist erfahrungsgemäß sehr gut investierte Zeit.

Vorteile und Wirkungen

- Einstimmung auf den Tag.
- Engmaschige »Synchronisation« von allen Team-Mitgliedern oder Lernenden.
- Update über aktuelle Entwicklungen und Arbeitsstände oder Lernsituationen.
- Anstehende Arbeiten werden schnell und transparent verteilt – und können durch bessere Absprachen im Durschnitt auch schneller erledigt werden.
- Rasches »Onboarding«: Neue Team-Mitglieder oder Lernende werden schnell ins Boot geholt.
- Eignet sich vor allem für Teams, die sehr eng »Hand in Hand« gemeinsam Projekte bearbeiten.

Beispiel **Stand up**

Die Praxisanleiterin Meike trifft sich mit Charlotte zum Spätdienst. Sie beginnt die Tour im ambulanten Pflegedienst mit einem Daily stand up wie folgt.
Meike und Charlotte stehen und Meike beginnt: »*Charlotte, bitte berichte mir von den letzten drei Tagen, an denen Du mit meiner Kollegin Ruth die Tour gefahren bist. Mich interessieren jetzt nicht die Kunden, sondern deine Lernerfahrungen. Bitte antworte mir in drei Schritten:*

1. *Gab es für dich positive neue Lernerfahrungen oder Anleitungen?*
2. *Gab es für Dich negative und problematische Lernerfahrungen?*
3. *Hast Du für heute eine aktuelle Frage oder ein Anliegen?*«

Charlotte berichtet und anschließend gibt ihre Praxisanleiterin einen Ausblick auf die geplante Tour und auf eine besondere Lernsituation.
Das gesamte Daily stand up hat vier Minuten gedauert.

5.4 Kanban Board

Boards helfen dabei, Arbeit zu strukturieren, visualisieren, koordinieren, Teilaufgaben zu synchronisieren, Schnittstellen zu vereinfachen, Mängel in Workflows zu erkennen, Ergebnisse auszuwerten und nächste Schritte zu planen. Ein großes Whiteboard oder ein Meta-Plan an zentraler Stelle wirkt Wunder. Hier werden alle Aufgaben visualisiert. Viele Teams nutzen hierzu vierspaltige Tabellen (▶ Tab. 13).

Tab. 13: Kanban Board I

Irgendwann »Backlog«	Als nächstes »To Do«	In Arbeit	Erledigt
✓	✓	✓	✓
✓	✓	✓	✓
✓	✓	✓	✓

In manchen Kontexten ist es sinnvoll, eine weitere Spalte »Testen« vor der »Erledigt«-Spalte einzufügen. Jede Aufgabe wird auf eine Haftnotiz geschrieben und in die passende Spalte geklebt. Die Haftnotizen sollten groß genug sein, damit Namen von Zuständigen und andere Notizen darauf passen. Für Teams, die räumlich zusammenarbeiten, ist die klassische »analoge« Methode mit einem Kanban Board an der Wand zu empfehlen. Für virtuelle Teams oder Teams, die ortsunabhängig arbeiten, kann das Kanban Board digitalisiert über PC erfolgen.

Vorteile und Wirkungen

- Bessere Koordination der Zusammenarbeit und generelle Orientierung im Team.
- Gibt Auskunft über Arbeitsauslastung und Projektstände – für Teams und Führungskräfte.
- Verringert Kommunikations- und Koordinationsaufwand.
- Abhängigkeiten von Teilaufgaben werden sichtbar und sofort verständlich.
- Transparenz über formelle und informelle Rollen – erleichtert damit auch regelmäßige Überprüfung derselben und damit Verbesserung der Zusammenarbeit.
- Schnelleres »Onboarding« für neue Team-Mitglieder oder Lernende möglich.

Immer, wenn Teams gemeinsam Aufgaben im Blick behalten oder Projekte planen müssen, müssen Aufgaben priorisiert, Tätigkeiten synchronisiert und ggf. auch Arbeitsstände dokumentiert werden. Kanban Boards helfen genau dabei – und sparen dazu noch Zeit und Ressourcen.

Ein typisches Kanban Board hat übrigens sechs Spalten (▸ Tab. 14). Anstehende Aufgaben werden mit einem Post-it oder einer klassischen Moderationskarte einsortiert.

Tab. 14: Kanban Board II

Backlog	To do	In Arbeit	Wartet auf	Prüfen	Fertig

5

Dies bedeutet im Einzelnen:

- »Backlog«: Aufgaben, die irgendwann zu tun sind.
- »To Do«: Aufgaben, die als nächstes anstehen.
- »Wartet auf«: Wenn Karten in »Wartet auf« sortiert werden, sollte stets die Information ergänzt werden, worauf die betreffende Aufgabe wartet, sodass Abhängigkeiten sichtbar (und somit transparent) werden.
- »Prüfen«: Prüfer sind z. B. Teamleiter oder andere Team-Mitglieder, sofern nach dem »Vier Augen-Prinzip« gearbeitet wird.
- Wer Arbeiten übernimmt, notiert seinen Namen auf die Karte und sortiert sie je nach Status in die passende Spalte.

Das Kanban Board sollte für alle Team-Mitglieder sichtbar im Raum hängen oder rollbar stehen und selbstverständlich so groß sein, dass auch das »Backlog« stets vollständig abgebildet werden kann.

Die »täglichen stand ups« (siehe oben) finden sinnvollerweise direkt am Board statt, sodass sich das Team morgens:

- auf die anstehenden Aufgaben fokussieren,
- untereinander synchronisieren,
- über aktuelle Arbeitsstände informieren,
- notwendige Zuarbeiten und Ressourcen zur Erledigung der Aufgaben anfordern
- oder auch Hindernisse, die der Erledigung im Wege stehen, ansprechen kann.

Vorteile und Wirkungen

- Alle Teammitglieder kennen die Arbeitsstände und Abhängigkeiten der eigenen Aufgaben zu anderen.
- Unterstützungsbedarfe und Bedarfe für Zuarbeiten zur Erledigung von Aufgaben anderer sind stets transparent.
- Hindernisse zur Erledigung von Aufgaben sind bekannt und können gemeinsam und konzertiert beseitigt werden.
- Ergebnisse aus Sprints lassen sich variabel in das Board einarbeiten.

Mit der Zeit wird diese Art der Team-Synchronisation selbstverständlich für alle Teammitglieder. Es entsteht eine Kultur der Kollaboration, der Unterstützung und des Miteinanders.

Beispiel **Kanban Board im Projekt Schulstation**

Die Gruppe von Auszubildenden, die das Projekt Schulstation mit der Scrum-Methode adaptiert hat, arbeitet mit einem Kanban Board. Im Pflegestützpunkt steht der große Metaplan und die Auszubildenden aus der Projektgruppe Management aktualisieren an dem Board die Prozessschritte, die zur Optimierung der Arbeit eingebracht werden sollen, nach den täglich stattfindenden Daily stand ups.

5.5 Retrospektiven

Rückblicken, reflektieren und daran reifen.

In den wenigsten Krankenhäusern, Pflegeeinrichtungen und Teams wird regelmäßig ausgewertet. Auch Lernprozesse werden zu selten (zwischen/)ausgewertet. Die folgenden Fragen fehlen oft ganz oder werden zu selten gestellt:
- Wie wird gearbeitet oder gelernt?
- Wie lassen sich Prozesse verbessern?
- Wie ist die Qualität der gemeinsamen Arbeit oder der Praxisanleitung und wie lässt sie sich optimieren?

Dabei gilt auch hier: Viele kleine Verbesserungen in der Teamarbeit und der Praxisanleitung bewirken am Ende große Qualitätssprünge für das Endprodukt. Regelmäßige Rückblicke auf die Art und Weise, wie gearbeitet wurde, verbessern wirksam und dauerhaft die Ergebnisqualität der gemeinsamen Arbeit, der Anleitung und den Wohlfühlfaktor. So funktioniert's:
- Regelmäßig geschützte Zeit abseits der täglichen Arbeit (z. B. 1 x pro Woche).
  - Nicht erst nach Einsatz- oder Projektende oder bei Bedarf.
- Auswertung der Art und Weise, wie gearbeitet und angeleitet wird und sich die Zusammenarbeit noch verbessern lässt. Suchfragen z. B.:
  - *»Wie haben wir die gemeinsame Arbeit im Team in den letzten Tagen erlebt?«*
  - *»Welche Verbesserungsmöglichkeiten sehe ich?«*
  - *»Was können wir gemeinsam tun bzw. verbessern, um am Ende ein noch besseres Produkt (Pflegeintervention oder Lernsituation) abzuliefern?«*
- Visualisierung und Protokollierung der Ergebnisse.
- Ableitung von konkreten Maßnahmen und Vereinbarungen, wie das in die tägliche Praxis überführt wird (Wer? – Was? – Wann?).

- Wiedervorlage nach ca. einem Monat und Auswertung, ob sich das gewünschte Ergebnis eingestellt hat
  - ... und wenn nicht: Justierung und Verfeinerung der getroffenen Vereinbarungen und Umsetzungsschritte.
- Was Sie nicht tun sollten:
  - Schuldige suchen oder Verantwortung von sich weisen. Dadurch potenzieren sich die Wirkungen.

Beispiel Finns Retrospektive

Die Praxisanleiterin beauftragt Finn mit einer wöchentlichen Retrospektive: *»Finn, die Retrospektive steht an. Bitte nutze hierfür die Vorlage und bereite Dich anhand dieser vor. In der Matrix stehen die Punkte:*

- *Meine wesentlichen Lernerfolge.*
- *Wie habe ich die gemeinsame Arbeit im Team in den letzten Tagen erlebt?*
- *Welche Verbesserungsmöglichkeiten sehe ich?*
- *Was können wir gemeinsam tun bzw. verbessern, um am Ende ein noch besseres Produkt (Pflegeintervention oder Lernsituation) abzuliefern?*

Ich möchte Deine Retrospektive am Montag zur Zwischenbesprechung mit Dir durchsprechen. Du kannst die Matrix anschließend für Dein Portfolio nutzen.«

Es ist hilfreich, Retrospektiven auch interdisziplinär oder mit Kooperationspartnern durchzuführen, da sich dadurch die Perspektiven erweitern.

5.6 Open Space, FedEX Day, Hackathon

Lernen Sie auch als Auszubildende, Konferenzen und innovative Meetings in großen Gruppen zu planen. Dazu eignen sich Methoden wie Open Space, FedEX Day oder Hackathon. Die Methoden gleichen sich mehr oder weniger.

Tipp
Die Methoden Open Space, FedEX Day oder Hackathon werden hier nur kurz erwähnt und sollen ein Appell an Sie sein, um in großen Arbeitstreffen auch das Thema Ausbildung, Studium und Pflegeausbildung zu denken und zu organisieren. Recherchieren Sie die Methoden, u. a. auf youtube.

5.6.1 Open Space

Open Space ist eine Methode der Großgruppenmoderation zur Strukturierung von Konferenzen. Sie eignet sich für Gruppen von etwa 20 bis 2.000 Teilnehmern. Charakteristisch ist die inhaltliche Offenheit zu Beginn der Veranstaltung: Die Teilnehmer geben eigene Themen ins Plenum und gestalten dazu je eine Arbeitsgruppe. In dieser werden mögliche Projekte erarbeitet. Die Ergebnisse werden am Schluss gesammelt.

Wichtig ist eine Infrastruktur, die die Umsetzung der entstandenen Projektideen organisiert, denn Open Space kann in kurzer Zeit eine große Vielfalt von konkreten Maßnahmen produzieren.

5.6.2 FedEX Day

Beim FedEx Day handelt es sich um ein agiles Lern- und Eventformat, bei dem die Auszubildenden oder Mitarbeitenden innerhalb von 24 Stunden an einem bestimmten Thema arbeiten, ohne durch ihre reguläre Arbeit gestört zu werden. Dabei geht es immer um ein Projekt, das entweder der Organisation oder auch den Kunden bzw. zu Pflegenden einen Vorteil bringt. Nach 24 Stunden werden die Ergebnisse vorgestellt.

Beispiel **Optimierung der Pflegeausbildung**

Der Praxiskoordinator Peter lädt alle Auszubildenden und Studierenden der Universitätsklinik zu einem 24 Stunden FedEx Day zum Thema: »Optimierung der Pflegeausbildung nach Pflegeberufegesetz in der Uniklinik« ein. Alle 18 Lernenden treffen sich.

Die Vorteile:
Ein FedExDay:

- liefert in der Regel sofort greifbaren Nutzen,
- fördert Kreativität und Innovation,
- steigert die Motivation der Beteiligten,
- entfacht Leidenschaft durch Wettbewerb,
- fördert die Team-Bildung,
- unterstützt das Lernen im Team,
- macht großen Spaß!

Vorbereitung
Peter ist der sog. Product-Owner. Er spezifiziert das Thema und stellt notwendige Briefing-Unterlagen zusammen.
Die Teilnehmer erhalten die Einladung inkl. Zielsetzung des FedEx Day, Agenda und ggf. Briefing-Unterlagen/Materialien zur Vorbereitung.
Zur Raumplanung: Es werden ein oder mehrere Räume benötigt, in denen man in Kleingruppen (3–5 Personen) arbeiten kann. Zusätzlich wird ein Plenum benötigt, in dem alle Teilnehmer zusammenkommen können.
Online-Kick-off: um Teilnehmer vorab schon zu informieren und Fragen zum Format zu beantworten (empfehlenswert bei erstmaliger Durchführung, um den FedEx Day selbst möglichst effizient nutzen zu können).

Durchführung

- Begrüßung und Briefing durch den Product-Owner Peter.
- Selbstorganisierte Einteilung in Kleingruppen (wenn nicht schon im Vorfeld geschehen).
- Selbstorganisierte Arbeit in Kleingruppen (Product Owner und ggf. Themen-Experten sollten zwischen den Gruppen rotieren, um zu unterstützen und Fragen zu beantworten).
- Vorstellung aller Kleingruppen-Ergebnisse im Plenum und »Abnahme/Wertschätzung« durch den Product-Owner Peter.
- Zum Abschluss stellt der Product-Owner Peter die nächsten Schritte vor. (Was geschieht mit den Arbeitsergebnissen des FedEx Day?)

Nachbereitung

Das Orga-Team macht eine Nachbesprechung, um Ergebnisse zusammenzufassen, Lessons Learned zu ermitteln und nächste Schritte konkret zu planen.

Eine Dank-E-Mail mit nachbereiteten Ergebnissen und ggf. Bildern/Videos des FedEx Day werden an alle Beteiligten verschickt.

5.6.3 Hackathon

Ein Hackathon (Wortschöpfung aus »Hack« und »Marathon«) ist ein agiles Lernformat, das seinen Ursprung in der IT-Branche hat. Teilnehmer aus verschiedenen Gebieten der Software- oder Hardwareindustrie finden sich beim Hackathon – auch Hackfest, Hack-Day oder Codefest genannt – zusammen, um ihre Projekte gemeinsam weiterzuentwickeln. Inzwischen sind Hackathons auch in anderen Bereichen als der IT, wie z. B. im Gesundheitswesen vorzufinden.

Unternehmen nutzen den Grundgedanken, um fachübergreifende Teams zusammenzubringen, die kreative Lösungsansätze und neue Ideen entwickeln. Die Veranstaltung dauert dabei zwischen 24 und 48 Stunden und steht ganz im Zeichen eines bestimmten Themas oder einer Fragestellung.

Info
In der Pflegebranche gibt es noch ein großes Entwicklungspotenzial an Software- und Hardwareentwicklung. Nutzen Sie die Chance, an solchen Hackathons mitzuwirken oder initiieren Sie diese in Zusammenarbeit mit Pflegeeinrichtungen und der IT-Branche selbst.

5.7 Barcamp

Das Barcamp ist ein Meeting-Format, in dem die Teilnehmenden die Tagesordnung am Anfang selbst erstellen. Aus den Anliegen und Klärungsbedarfen der Teilnehmenden entsteht zu Beginn des Meetings eine Art »Stundenplan« für Arbeitsgruppen, die – nicht selten parallel – im Stundentakt stattfinden. Die Themen werden dabei durch die Mitarbeitenden oder Lernenden selbst gesetzt.

Das »Barcamp-Format« eignet sich hervorragend, um für Probleme, Herausforderungen und allgemeine Themen, die viele angehen, innerhalb kurzer Zeit tragfähige Lösungen zu entwickeln. Der Sinn von Barcamps ist das Lösen von Problemen bzw. Treffen von konkreten Absprachen.

Die Schrittfolge sieht so aus:

1. Kurze Einführung (Überblick über den Ablauf).
2. Sammeln der Themen-Vorschläge/Erstellung der »Tagesordnung« bzw. des »Stundenplans« (»Welches Thema findet wann wo statt«?).
3. Workshop-Phase: Im 1 Stunden-Takt tagen die Arbeitsgruppen.

Üblicherweise finden mehrere Arbeitsgruppen parallel statt.

Optional: (bei Themen, die alle angehen): Kurze Bekanntgabe der Ergebnisse im Plenum (pro Arbeitsgruppe nicht länger als 120 Sekunden).

Zeitbedarf: max. drei Stunden

Beispiel **Barcamp für kooperierende Praxisanleiter**

Praxiskoordinator Peter veranstaltet ein dreistündiges Barcamp für seine kooperierenden Praxisanleiter (22 Personen) aus den anderen Praxiseinrichtungen. Er lädt in die Pflegeschule der Universitätsklinik ein. Peter bringt ein Thema für einen Workshop ein, die anderen drei Themen werden von den Gästen eingebracht. Hieraus ergeben sich die vier Workshop Themen:

1. Abstimmung der Lernsituationen
2. Standardisierung der Benotung
3. Vorbereitung auf die praktische Prüfung
4. Marketingaktivitäten für an der Ausbildung Interessierte.

Die Teilnehmenden teilen sich in vier Arbeitsgruppen auf. Die Gruppen arbeiten eine Stunde. Dann einigt man sich auf ein Zwischen-Meeting und auf den Austausch der Zwischenergebnisse, bevor die Teilnehmenden sich für eine neue Arbeitsgruppe entscheiden können. Somit können sie an einem zweiten Thema mitarbeiten. Zum Ende werden die Ergebnisse aller Gruppen im Plenum zusammengetragen (Metaplan oder digital) und Peter fasst die Ergebnisse in Fotoprotokollen zusammen.

5.8 World Café

Ein »Welt Café«, besser bekannt als World Café, eignet sich, um mit relativ wenig Aufwand in einem Raum Menschen mit verschiedenen Sichtweisen gleichermaßen »zu Wort« kommen zu lassen. Die Menschen, nennen wir sie Gäste, werden nach professioneller Einführung und mit guter Moderation in Kleingruppen an verschiedene Tische geleitet und geben dort zu vorgefertigten Fragen oder Themen ihre Meinung und ihr Wissen ab.

Info

Es geht bei World Café darum, möglichst alle Beteiligten zu Wort kommen zu lassen, gemeinsame Ziele und Strategien zu finden und dadurch ihre Bereitschaft zur Mitwirkung an den Veränderungsprozessen in ihrem Sinne zu wecken.

Ein World Café dauert etwa 45 Minuten bis drei Stunden. Die Gäste stehen oder sitzen im Raum verteilt an kleinen quadratischen Tischen mit idealerweise vier, maximal fünf Personen. Die Tische sind mit beschreibbaren Papier-Platzmatten (oftmals Flipchart-Papier, umweltfreundlicher ist Packpapier) und Stiften bzw. Markern ausgestattet. Ein Moderator führt in die Arbeitsweise ein, erläutert den Ablauf und weist auf die Verhaltensregeln, die World-Café-Etikette, hin.

An den einzelnen Tischen sitzen Gastgeber, die das Thema oder die Frage des Tisches moderieren und die Ergebnisse der Gäste zusammenfassen. Die Gäste wandern nach einem Zeitsignal (15–30 Minuten, je nachdem, wie die Arbeitsphasen festgelegt wurden) von Tisch zu Tisch und können so zu allen Fragen/Themen Stellung nehmen. So werden gleichzeitig Themen an allen Tischen bearbeitet.

Zwischen den Gesprächsrunden mischen sich die Gruppen neu, die Gastgeber bleiben an jedem Tisch zurück. Sie begrüßen neue Gäste, resümieren kurz das vorhergehende Gespräch und bringen den Diskurs erneut in Gang. Das World Café schließt mit einer gemeinsamen Reflexionsphase ab.

Ein World Café unterstützt und fördert so Selbstentwicklung, Selbststeuerung und Selbstorganisation der Gäste und macht den Leistungsvorteil der Gruppe sichtbar und die Stärke der Gruppe erlebbar.

5.9 Lean Coffee

Ein Lean Coffee ist eine Methode für den offenen kollegialen Wissensaustausch in kleineren Gruppen. Es läuft strukturiert ab, ähnlich wie bei der Großgruppentechnik »World Café«. Dabei gibt es jedoch keine Agenda vorab. Stattdessen sammeln die Teilnehmer die zu besprechenden Themen zu Beginn der Veranstaltung und priorisieren diese. Anschließend wird mit dem für alle Teilnehmer wichtigsten Thema begonnen und dieses für eine festgelegte Zeit diskutiert.

Nach Ablauf der Zeit entscheiden die Teilnehmer per einfachem Handzeichen, ob sie dieses Thema weiter diskutieren oder mit dem nächsten starten wollen. Ein Lean Coffee findet in der Regel in einem festgelegten zeitlichen Rahmen von maximal zwei Stunden statt. Die Veranstaltung wird öffentlich bekanntgegeben, z. B. durch Aushang am Schwarzen Brett. Teilnehmen darf jeder, der interessiert ist. Allerdings sollte die Gruppe nicht zu groß werden. Von der Methode Open Space unterscheidet sich das Lean Coffee dadurch, dass es nur eine Diskussion mit allen Teilnehmern gibt, die Diskussion zu einem Thema von vornherein zeitlich begrenzt ist und am Ende des Treffens nicht notwendigerweise ein Aktionsplan steht.

Beispiel **Praxisanleitertreffen als Lean Coffee**

Praxisanleiterin Sonja tauscht sich während der im Quartal stattfindenden Praxisanleitertreffen mit ihren Kolleg*innen im sog. Lean Coffee aus.
Sie trifft sich mit 12 Praxisanleitenden aus den Kooperationsbetrieben.
Die Auszubildenden können an diesem Treffen teilnehmen. So nimmt auch Charlotte teil.
Die Kolleg*innen sammeln ihre Themen, kategorisieren, über was und in welcher Reihenfolge gesprochen werden soll. Charlotte kann Vorschläge und Ergänzungen einbringen. Es gibt zuvor keine Tagesordnung und es müssen auch keine Ergebnisse produziert werden. Alle arbeiten konzentriert und strukturiert an Themen, die eingebracht werden. Zu manchen Lean Coffee´s werden ausgewählte Gäste eingeladen. Heute nimmt eine Dozentin aus der Pflegeschule teil.
Das offene Format ist möglich, da alle Praxisanleitenden bereits wissen »um was es grundsätzlich geht«. Das Format erleichtert es allen Beteiligten, ihr Wissen und ihre Ideen bzw. Lösungsansätze gleichermaßen und selbstmotiviert einzubringen.

5.10 Working Out Loud

Working out Loud (WOL) ist eines der bekanntesten agilen Lernformate und bezeichnet einen lernorientierten Austausch in einem Netzwerk von drei bis fünf Personen. Diese treffen sich in sog. Circles zwölf Wochen lang regelmäßig – persönlich oder virtuell – für eine Stunde pro Woche, um gemeinsam an individuellen Zielen der einzelnen Circle-Mitglieder zu arbeiten.

Info

Working Out Loud (WOL) ist ein bekanntes agiles Lernformat, bei dem die Lernenden Prosumenten sind. Das Format eignet sich gut für Lernende während eines Praxiseinsatzes in einer Pflegeeinrichtung. Hier treffen sich dann alle Lernenden (Circle-Mitglieder), die dort gerade den Einsatz absolvieren.

Folgende drei Fragen sind dabei für jede teilnehmende Person maßgebend:

1. Was will ich erreichen?
2. Wer kann mir dabei helfen?
3. Was kann ich anderen Personen meinerseits anbieten, um eine tiefere Beziehung aufzubauen oder um bestimmte Lerneffekte zu erwirken?

Die Kernidee von WOL ist es, das eigene Wissen und die eigene Arbeit sichtbar zu machen, damit alle davon profitieren können. Strukturiert werden die Treffen durch die »Circle-Guides«. Das können Praxisanleitende oder erfahrene Lernende an Pflege-Einsatzorten sein.

Über einen Zeitraum von zwölf Wochen trifft sich hier eine Gruppe von vier bis fünf Mitarbeitern – virtuell oder persönlich –, um sich gegenseitig (wöchentlich) für jeweils eine Stunde dabei zu helfen, in sog. Circles eine Veränderung zu bewältigen bzw. ein bestimmtes Ziel zu erreichen. Die zwölf Wochen sind also wie ein Trainingsprogramm für den Aufbau eines persönlichen Netzwerkes konzipiert. Themen können frei eingebracht werden. Im Vordergrund steht vielmehr, dass die Teilnehmer lernen, stabile, für ihre Arbeit wertvolle Beziehungen aufzubauen.

5.11 Brown Bag Meeting

»Brown Bag Lunch«, oder auch »Lunch and Learn«, bezeichnet ein agiles Lernformat, das mittels eines kollegialen Austauschs den Wissenstransfer im Team bzw. im Unternehmen sowie die kontinuierliche Weiterbildung der Mitarbeitenden oder Lernenden fördern soll.

Konkret handelt es sich um eine Kurzveranstaltung von maximal einer Stunde über die Mittagszeit, bei der ein Mitarbeiter oder Lernender des Unternehmens über seine Arbeit berichtet bzw. einen Lehrvortrag zu einem Thema hält. Im Anschluss daran diskutieren die zehn bis maximal 30 Teilnehmer über das Thema.

Tipp
Dieses Format eignet sich gut für Gruppen, die sich tatsächlich zu einer bestimmten Zeit gemeinsam treffen, z. B. nach einer Pause. Sie können als Auszubildende dazu anregen, eine solche Pause durch einen Input von Lernenden oder Mitarbeitenden inhaltlich »zu verlängern«.

Die Veranstaltung heißt »Brown Bag Meeting«, da die teilnehmenden Mitarbeiter ihr Mittagessen mitbringen können. In den USA wird dieses in der Regel in braunen Papiertüten verpackt.

5.12 Micro Learning oder Learning Nuggets

Micro Learning bedeutet Lernen in kurzen Einheiten. Insbesondere zum Auffrischen von schon mal Gelerntem bieten sich solche »Wissenshäppchen« von drei bis 15 Minuten an. Sie werden häufig in den Arbeitsprozess integriert und können vom Lernenden selbstgesteuert abgerufen werden. Oftmals handelt es sich um kurze Inputs, Podcasts oder Erklär-Videos. Auch zur Vor- und Nachbereitung formaler Kurse ist Micro Learning gut geeignet. Hierzu werden u. a. kleine Informationseinheiten und Testfragen eingesetzt.

Beispiel **Quizfragen für Charlotte**

Charlotte liebt das Micro Learning. Mit ihrer Praxisanleiterin hat sie vereinbart, dass sie selbstgesteuert immer wieder Informationseinheiten und Testfragen bespricht. Sie bereitet sich auf die einzelnen Fragen vor und bringt gezielt dreimal am Tag Fragen und Gelerntes ein. Ihre Praxisanleiterin hat zudem Quizfragen entworfen, die im Setting der ambulanten Pflege immer wieder zum Einsatz kommen.

5.13 Rotation Days

Rotation Days werden zur Wissensverteilung in Krankenhäusern oder Pflegeeinrichtungen eingesetzt und sollen das Netzwerk im eigenen Unternehmen stärken. Hierzu nehmen jeweils fünf Teams aus unterschiedlichen Fachrichtungen mit drei bis fünf Mitgliedern an einem Tag pro Monat ein Mitglied eines anderen Teams auf. An diesem Tag arbeitet der jeweilige Gast voll in dem für ihn fachfremden Team mit.

Am Ende des Tages werden die Erfahrungen und Lerneffekte während des Tages dokumentiert. Rotation Days sollen der Silobildung im Unternehmen vorbeugen und finden insbesondere in agilen Unternehmen als Lernformat ihre Anwendung.

Info

Rotation Days eignen sich von der Struktur her gut für Lernende, Pflegende und Praxisanleitende, die gezielt in einer anderen Abteilung Erfahrungen sammeln sollen.

Wichtig ist, dass diese Rotation geplant und den Beteiligten bekannt ist. Zudem sollten Erfahrungen nachbearbeitet und besprochen werden.

5.14 Ted Talks und Ted-Konferenzen

Auch Ted Talks und Ted-Konferenzen zählen zu den agilen Lernformaten im Gesundheitswesen. Das Prinzip: Auf Ted-Konferenzen kommen weltweit Denker, Macher und Künstler zusammen, um neue Ideen und Denkansätze sowie ihre Visionen vor einem ausgesuchten Publikum vorzustellen. Die maximal 18-minütigen Talks während der Konferenz sind immer von persönlicher und somit emotionaler Art. Sie sind eine Mischung aus Zahlen, Daten, Fakten zu einem bestimmten Thema und persönlichem Erleben des Vortragenden mit dem Ziel, Inspiration zu wecken.

Zur Unterstreichung der Kernaussage können wenige, aber gute visuelle Materialien verwendet werden. Unter www.ted.com werden die Talks als Webvideo öffentlich zugänglich gemacht. Hinter der Plattform steckt eine Non-Profit-Organisation, die sich zum Ziel gesetzt hat, Ideen zu verbreiten.

Tipp

Überlegen Sie, ob Sie das Format für Ihre Belange nutzen können und über www.ted.com Öffentlichkeit erwirken wollen.

5.15 Visuelles Denken mit Sketchnotes

Denken Sie visuell – das mag Ihr Gedächtnis!

Als Sketchnoting bezeichnet man die Anfertigung von visuellen Notizen. Dabei werden Wörter und Bilder kombiniert, um Zusammenhänge besser darzustellen und zu erklären. Sketchnotes helfen dabei, Gedanken, Meetings, Gespräche oder Präsentationen effektiv zu visualisieren. Und machen dabei auch noch Riesenspaß. Das liegt im ersten Schritt daran, dass wir rund 83 % aller Eindrücke von außen visuell wahrnehmen. Unser Gehirn nutzt damit den größten Anteil seiner Wahrnehmungskapazitäten für die visuelle Erfassung. Die Verknüpfung von dieser visuellen Wahrnehmung mit Texten führt im zweiten Schritt zu einer doppelten Codierung der Informationen im Gehirn (Dual Coding Theory). Sketchnotes bedienen sich an genau diesem Effekt.[23]

Vorteile:

- Inhalte und Zusammenhänge werden schöner dargestellt und besser verstanden. Außerdem erinnern Sie sich weitaus besser an visualisierte Inhalte.
- Präsentationen, Flipcharts und normale Notizen werden durch Ihre Sketchnotes extrem aufgewertet. Zusätzlich wirken sie sehr individuell.
- Bilder werden um ein Vielfaches schneller erfasst als Worte und erzeugen sofort Emotionen. Das menschliche Gehirn liebt Bilder!
- Ganz nebenbei sehen Sketchnotes einfach schick aus und beeindrucken andere. Jede normale Notiz erscheint dagegen langweilig.
- Sketchnoting hilft bei der Entwicklung von Ideen. Ihr Gehirn wird ganz automatisch kreativ angeregt. Ideal für Brainstormings!
- Es macht Spaß! Außerdem eignen sich Sketchnotes auch zum »Vor-sich-hin-Krizeln« und Philosophieren.[24]

---

[23] Vgl. https://sketchnotes.com/

[24] Vgl. https://lernos-sketchnoting.net/

Beispiel **Wundversorgung mit Sketchnotes**

Die Praxisanleiterin hat Charlotte dazu ermuntert, die Lernergebnisse aus der geplanten letzten Anleitung zum Thema »Wundversorgung« in Sketchnotes auf einem Flipchart darzustellen. Charlotte fasst auf drei Bögen grafisch ihre Lernergebnisse zusammen. Das macht ihr enormen Spaß: *»Das Sketchnoting hat mir geholfen, nur die wirklich wichtigen Informationen (Ideen, Kernaussagen) festzuhalten. Und zwar so, dass ich sie mir gerne wieder angucke und mich schneller und besser an die Inhalte erinnere. Ich werde die Sketchnotes morgen auch im Praxisanleitungsraum den anderen Auszubildenden zeigen.«*

5.16 Raum einfordern

Praxiseinrichtungen sollen praktisches Lernen ermöglichen. Dazu braucht es Raum und Räume. Zum Lernen und für Praxisanleitung muss Raum für Begegnungen geschaffen werden. Es klingt fast zu simpel, um wichtig zu sein: Räume für Kommunikation schaffen Austausch, befördern Problemlösungen und sorgen insgesamt für qualitativ bessere und schnellere Ergebnisse.

Räume prägen das Denken, Lernen und Arbeiten. Je offener, weiter, heller und großzügiger Räume gestaltet sind bzw. werden können, desto »weiter« wird auch das Denken. Die Qualität von Räumen findet sich auch in der Qualität von Lern- und Arbeitsergebnissen. Und das nicht nur in Workshops. Auch die Gestaltung von Pflegestützpunkten, Büroräumen oder Praxisanleitungsräumen hat Einfluss auf die Art und Weise, wie gearbeitet bzw. gedacht wird.

Offene und inspirierende Räumlichkeiten öffnen das Denken und setzen Kreativität und Verantwortung frei. Sie befördern Kommunikation, Eigeninitiative und fördern oder erschweren bereichs- und abteilungsübergreifendes Arbeiten. Raumgestaltung und -anordnung befördern damit verantwortungsvolles Arbeiten und Wertschöpfung. In diesem Sinne prägen Räumlichkeiten also auch Unternehmens- und Lernkultur.

Tipp
Fragen Sie während Ihrer Praxiseinsätze nach Räumen, in denen Sie ungestört üben und lernen können. Auch so entwickeln sich Betriebe zu Ausbildungsbetrieben.

5.17 Übung: Agile Methoden

Setzen Sie sich proaktiv mit agilen Lernmethoden auseinander und schlagen Sie Ihren Praxisanleitenden und anderen Auszubildenden vor, bestimmte Methoden auszuprobieren. Nutzen Sie das Kanban Board, um Ihre geplanten Anleitungen für einen Praxiseinsatz visualisiert im Erfolg und im Fortschritt darzustellen.

Bieten Sie Ihren Praxisanleitenden proaktiv Retrospektiven an. Bereiten Sie sich auf Retrospektiven strukturiert vor. Üben Sie diese mit anderen Auszubildenden.

5.18 Übung: Raum schaffen und nutzen zum Lernen

Erinnern Sie sich noch an Ihre Klassen- und Studienfahrten, Workshops oder an bestimmte gelungene Lernergebnisse an bestimmten Orten? Ihr Gedächtnis hat den Lerninhalt unverkennbar mit dem Ort, an dem das Lernen oder die Erfahrung stattgefunden hat, abgespeichert. Nutzen Sie dieses Wissen:

- Fragen Sie nach schönen Räumen, die zum Lernen genutzt werden können. Wechseln Sie den Lernort.
- Organisieren Sie Workshops an neuen, fremden Orten.
- Fragen Sie nach Studienfahrten, Exkursionen, Messebesuchen.
- Fragen Sie nach Skills Labs und Übungsräumen in Ihrer Einrichtung.

Bedenken Sie immer: Räume sind Ausdruck von Arbeitskultur und Gestaltungswillen. Sie fördern oder behindern Erfolg. Sie fördern oder hemmen Lernen.

- Führen Sie an den unterschiedlichen Orten des Lernens und Arbeitens »Daily Stand ups« durch.
- Schlagen Sie Ihren Praxisanleitenden agile Methoden während Ihrer Praxiseinsätze vor. Erklären Sie diese und führen Sie Buch darüber, welche Methoden zu welchen Ergebnissen geführt haben.

5.19 Reflexions-Check: Methodenkompetenz – agile Methoden

Tab. 15: Wie offen sind Sie gegenüber agilen Methoden?

Ich reflektiere:	Trifft gar nicht zu	Trifft teilweise zu	Trifft voll zu
1. Ich traue mich, agile Methoden beim praktischen Lernen zu nutzen.			
2. Ich schlage meinen Mitlernenden und Praxisanleitenden agile Methoden vor.			
3. Ich schaue mir auf YouTube agile Lernmethoden an und setze diese um.			
4. Ich übe das Daily stand up mit meinen Mitschüler*innen.			
5. Ich frage während eines Praxiseinsatzes nach Räumen, in denen ich lernen und üben kann.			
6. Ich beschäftige mich mit unterschiedlichen Methoden, damit ich von mir erfahre, mit welchen Methoden ich gut und effektiv lernen kann.			
7. Ich führe ein Kanban Board zu allen Leistungsnachweisen und Prüfungen während meiner Ausbildung. In das Board trage ich alle Noten und Ergebnisse ein.			

Ich reflektiere:	Trifft gar nicht zu	Trifft teilweise zu	Trifft voll zu
8. Ich traue mich kleine Projekte durchzuführen und nutze die Scrum Methoden.			
9. Ich führe mit meiner Praxisanleiterin Retrospektiven durch.			
10. Ich habe Spaß an Sketchnotes und ergänze meine Mitschriften visuell.			

6 Lernen digital unterstützen

Digitale Lernmedien eignen sich gut, um das Lernen zeitlich und räumlich zu flexibilisieren.

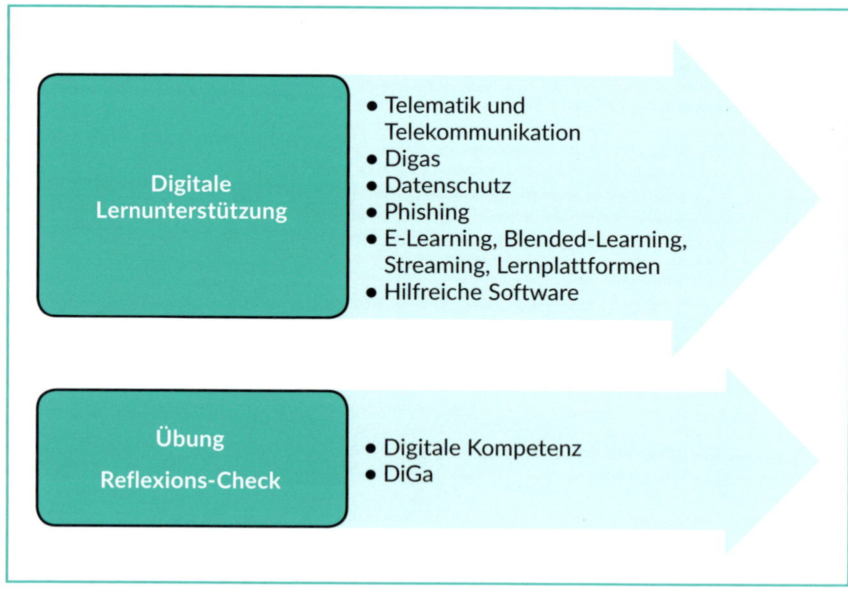

Abb. 26: Das Kapitel im Überblick.

6.1 Praktische Pflegeausbildung digital optimieren

Wir leben im Zeitalter der digitalen Transformation, der digital unterstützten Prozessoptimierung und der Entwicklung von digitalen Gesundheitsanwendungen. Durch neue Hard- und Software und eine interaktive Transformation entstehen Möglichkeiten, die das Lernen besser unterstützen und die Lernqualität optimieren können. Es ist wichtig, dass Sie als Auszubildende frühzeitig ein Grundverständnis für digital und technikunterstützte Lern- und Arbeitsmethoden entwickeln.

Wichtig **Digitale Kompetenz**

Digitale Medien sind nicht besser und nicht schlechter als analoge, aber anders. Mit digitaler Unterstützung lernen zu können, birgt viele Vorteile. Fehlende digitale Kompetenz führt häufig zu Verunsicherung, Angst und Ablehnung. Fehlende digitale Kompetenz verhindert zunehmend Berufsfähigkeit.

Der Einsatz digitaler Medien in der Pflegebildung kann für die praktische Ausbildung vielfältige Potenziale eröffnen und eine bessere Kommunikation, Koordination und Kooperation ermöglichen. Digitalisierung kann dazu beitragen, verschiedene Berufsgruppen zu vernetzen, Informationen weiterzugeben, interdisziplinär arbeiten und ausbilden zu können. Ein nicht zu unterschätzender Vorteil von digitalen Anwendungen ist, dass das Lernen unabhängig von Zeit- und Terminvorgaben wird und die mehrfache und selbstgewählte Wiederholung der Inhalte so jederzeit möglich ist.

Weitere Vorteile:

- Durch den Einsatz mobiler Endgeräte wird mobiles und agiles Arbeiten und Anleiten möglich.
- Auf Wissen und Informationen rund um Pflege, Pflegebildung und Versorgung kann schneller zugegriffen werden.
- Die Koordination und Information werden einfacher und transparenter.

- Die Zusammenarbeit und der Austausch mit Kooperationspartnern, wie Ausbildungsbetrieben, Pflegeschulen oder Hochschulen, sind niederschwellig möglich.
- Kommunikation und soziale Beziehungen untereinander, z. B. auch zu Angehörigen, Betreuer*innen, Schulen etc. können zeitnah gepflegt werden.
- Der Pflegeberuf wird durch die eingesetzte IT attraktiver, die Medienkompetenz der Beteiligten steigt und die bereits vorhandenen IT-Kompetenzen können in den Arbeitsalltag und in die Lernprozesse eingebracht werden.

Beispiel **Zusammenarbeit zwischen Praxis und Schule**

Pflegeschülerin Charlotte fragt ihre Praxisanleitung: *»Warum kann ich die Pflegedokumentationen, die ich hier in der Pflegeeinrichtung per Software erstelle, nicht auch in der Pflegeschule nutzen? Ich müsste doch nur den Datenschutz beachten und einhalten und könnte dann im theoretischen Unterricht an realen Pflegedokumentationen arbeiten. Würden Sie diesen Vorschlag unterstützen? Auch mit Unterstützung der Telematik könnten Pflegeeinrichtung und Pflegeschule viel enger zusammenarbeiten und sich Daten zu meiner Pflegeausbildung gegenseitig übertragen.«*
Ihre Praxisanleiterin antwortet: *»Gute Idee, Charlotte, schließlich wirst Du Deine praktische Prüfung auch mit realen Pflegedokumentationen durchführen und mit der Telematik sind wir ja schon auf einem guten Weg.«*

Präsenz- und Online-Meetings

Der Ausbildungsbetrieb »Wohnen am Park« begleitet seine Pflegeschüler*innen intensiv während der drei Ausbildungsjahre. Alle acht Wochen finden gemeinsame Meetings mit der Führung des Hauses, mit den Auszubildenden und den Praxisanleitenden statt.
Die Meetings werden abwechselnd in Präsenz in der Einrichtung und digital als Online-Meeting durchgeführt. Alle Meetings folgen einer inhaltlichen Struktur und einem Schwerpunktthema.

Lernen via Zoom
Finn praktiziert mit vier weiteren Pflegeschüler*innen einen regelmäßigen Austausch per Zoom, um Unterrichtsinhalte zu vertiefen und sich über seine Praxiseinsätze mit seinen Mitschüler*innen auszutauschen. Zu diesen Treffen bereiten sich alle abwechselnd zu bestimmten Themen vor.

6.2 Telematik und Telekommunikation

Die Telematik, die sich aus den Begriffen »**Tele**kommunikation« und »Infor**matik**« zusammensetzt, ermöglicht, dass Sektorengrenzen überwunden werden. Aus Sicht der Pflegenden und der zu Pflegenden bewirkt die Telematik einen großen Nutzen. So gehen in fast jedem Überleitungs- oder Entlassungsmanagement Daten verloren. Jeder Akteur im Versorgungsmanagement sollte aber stets alle relevanten und aktuellen Informationen zur Verfügung haben.

Wenn jemand von zu Hause oder aus einer Pflegeeinrichtung in einem Krankenhaus aufgenommen wird, bringt er meist einen Berg an Akten und Dokumenten mit, der zunächst mühsam geordnet werden muss. Das ist äußerst zeitaufwendig und führt häufig zu Ungenauigkeiten: Informationen werden übersehen, sind handschriftlich und deshalb unleserlich. Das alles kann durch die Anbindung an die Telematik-Infrastruktur verbessert werden.

Für die Pflegebranche wird Telemedizin und Telepflege zukünftig eine noch höhere Bedeutung haben als für die Berufsgruppe der Ärzt*innen. Pflegende können zu Pflegende selbst über große räumliche Entfernungen mittels Kommunikation betreuen, soziale Teilhabe optimieren, Wunden beurteilen oder Angehörige beraten. Lernende und Pflegende müssen die Chancen, aber auch die Grenzen von Digitalisierung realistisch einschätzen können und sich ebenso in den aktuellen Datenschutzvorgaben auskennen.

Problematisch ist aber, dass Digitalisierungsstrategien im Gesundheitssektor oft zu einseitig auf die medizinische und zu wenig integrativ auf die pflegerische Versorgung oder die Anwendung der zu pflegenden Menschen ausgelegt sind.

Beispiel **Ambulante Pflege mit telematischer Unterstützung**

Charlotte lernt in ihrem ersten Orientierungseinsatz in der ambulanten Pflege ein Modellprojekt der Kommune kennen, bei dem drei ambulante Pflegedienste, eine Case-Managerin, die bei der Kommune angestellt ist, und eine Softwarefirma miteinander vernetzt sind. Alle arbeiten gemeinsam an der Optimierung der häuslichen pflegerischen Betreuung. Alle Pflegeempfänger*innen sind telematisch und online mit Endgeräten ausgestattet.
Charlotte berichtet darüber in der Pflegeschule: *»Digitale Unterstützungsangebote für die (häusliche) Pflege sind bei weitem nicht ausreichend vorhanden. In der Regel wird zudem nicht systematisch zwischen Patient*innen und zu Pflegenden unterschieden. Außerdem sind neben medizinischen Daten ebenso die Parameter ›Teilhabe‹ und ›Selbstbestimmung‹ im häuslichen Umfeld von hoher Bedeutung. Es geht um reale Lebensbedarfe, Lebensorte sowie Lebensaktivitäten, die an der Basis erfragt werden müssen, sodass der digitale Unterstützungsbedarf eruiert werden kann. Die Personen und auch die Hausärzte, die am Projekt teilnehmen, sind alle begeistert. Der kontinuierliche digital unterstützte Kontakt hat allen Beteiligten Sicherheit und eine bessere Versorgung ermöglicht.«*

6.3 DiGA – Gesundheitsanwendungen der Zukunft

DiGA ist die Abkürzung für **di**gitale **G**esundheits**a**nwendungen. DiGa sollen Patient*innen laut dem zuständigen Ministerium (Bundesinstitut für Arzneimittel und Medizinprodukte –BfArM) bei der Erkennung und Behandlung von Krankheiten unterstützen. Deshalb werden DiGA auch als »digitale Helfer« für Patient*innen[25] bezeichnet.

Der Einsatz und die Anwendung von digitalen Gesundheitsanwendungen (DiGA) nimmt zu. DiGA sind Medizinprodukte mit gesundheitsbezogener Zweckbestimmung, deren Hauptfunktion wesentlich auf digitalen Technologien beruht. Sie sind dazu bestimmt, die Förderung der Gesundheit sowie die Erkennung, Überwachung, Behandlung von Krankheiten zu unterstützen. Das Bundesinstitut für Arzneimittel und Medizinprodukte (BfArM) wacht über die Arzneimittel- und damit die Patientensicherheit, z. B. bei der Anwendung von DiGa.

Tipp
Das BfArM ist eine selbstständige Bundesoberbehörde im Geschäftsbereich des Bundesministeriums für Gesundheit: https://www.bfarm.de/DE/Home/_node.html Recherchieren Sie auf dieser Homepage nach hilfreichen Infos.

Beachten Sie auch die Seite https://www.bfarm.de/DE/Medizinprodukte/Aufgaben/DiGA-und-DiPA/DiGA/_node.html

Das BfArM ist darüber hinaus zuständig für die Genehmigung klinischer Prüfungen von Medizinprodukten und für die Forschung, im Zusammenhang mit der Zulassung und der Verbesserung der Sicherheit von Arzneimitteln sowie der Risikoerfassung und -bewertung bei Medizinprodukten.

---

25 Vgl. https://diga.bfarm.de/de

Gesundheits-Apps sind beliebt, gewinnen an Bedeutung und werden von gesunden und erkrankten Menschen in zunehmenden Maße genutzt. Bei Gesundheits-Apps unterscheidet man drei Gruppen[26]:

1. **Lifestyle-Apps**, die einen gesunden Lebensstil unterstützen – dazu gehören z. B. Fitnesstracker; Anwendungen, die beim Abnehmen helfen, oder solche, die für Entspannung sorgen.
2. **Service-Apps**, die den User ganz allgemein durch das Gesundheitswesen navigieren, z. B. Anwendungen für die Online-Terminvereinbarung oder den Upload von Krankmeldungen.
3. Die dritte Gruppe sind die erwähnten **digitalen Gesundheitsanwendungen**, kurz DiGA. Der wesentliche Unterschied zu den anderen beiden Gruppen: Die DiGA, beispielsweise Apps oder browserbasierte Anwendungen, sind im DiGA-Verzeichnis[27] aufgeführt, das heißt, sie erfüllen hohe Anforderungen, z. B. im Bereich Datenschutz, und sind als Medizinprodukt zertifiziert. Sie können von Ärzt*innen und Psychotherapeut*innen verordnet oder von gesetzlichen Krankenkassen auf Antrag genehmigt werden.

DiGA gibt es »auf Rezept«, wenn zuvor geprüft wurde, ob sie bei der Erkennung, Überwachung, Behandlung oder Linderung von Krankheiten unterstützen können – etwa indem sie an die Medikamenteneinnahme erinnern, Informationen zur Erkrankung vermitteln oder Symptome für den Arztbesuch dokumentieren. Dennoch ersetzen DiGA keinen Arztbesuch oder die Einnahme eines Arzneimittels. Sie können aber eine sinnvolle Ergänzung und Unterstützung sein.[28]

---

[26] Vgl. Magazin der Siemens-Betriebskrankenkasse, https://www.sbk.org/magazin

[27] https://diga.bfarm.de/de

[28] Vgl. Magazin der Siemens-Betriebskrankenkasse, https://www.sbk.org/magazin/diga-digitale-gesundheitsanwendungen-auf-rezept/#

Fazit **Künftig immer digitaler**

Digitale Prozesse werden alle Arbeits- und Lernprozesse sukzessive durchdringen. Auch Beratungsprozesse, die an Ausbildungsinteressierte, pflegende Angehörige und an zu Pflegende adressiert sind, sollten leichter und niederschwelliger abrufbar sein. Bedeutsam ist hierbei die Sicherheit aller personenbezogenen Daten.

6.4 Wichtig: Daten schützen und sichern

Info
Der Umgang mit personenbezogenen Daten, wie Gesundheitsdaten, erfordert ein erhöhtes Maß an Sensibilität für den Datenschutz. Datenschutz und Datensicherheit haben im Pflegeberuf höchste Bedeutung.

Der Daten**schutz** ist auf die informationelle Selbstbestimmung und den Schutz der Privatsphäre begrenzt und bezieht sich spezifisch auf personenbezogene Daten. Die Daten**sicherheit** ist hingegen wesentlich weiter gefasst und betrifft grundsätzlich jede Form von Daten, die vor dem unbefugten Zugriff und Missbrauch geschützt werden sollen.

Info
Als personenbezogene Daten gelten in Deutschland all jene, die einer identifizierten oder identifizierbaren natürlichen Person zugeordnet werden können.

Die vordergründige Aufgabe des Datenschutzes ist die Sicherung der informationellen Selbstbestimmung und der Privatsphäre eines jeden Bürgers. Die rechtliche Grundlage für den Datenschutz in Deutschland ist das Bundesdatenschutzgesetz (BDSG). Das Bundesdatenschutzgesetz soll die Daten der Bundesbürger vor unbefugten Zugriffen und Missbrauch schützen. Es gibt vornehmlich öffentlichen Einrichtungen auf, die ihnen von einer Person überlassenen Daten effektiv zu schützen und nur dann zu sammeln, wenn die Person dem auch zugestimmt hat bzw. diese jederzeit zur Kontrolle einsehen kann. Zudem beschränkt das BDSG auch, welche Daten wann und zu welchem Zweck überhaupt erhoben werden dürfen[29].

Wichtig **Datenschutz geht auch Sie an**

Die Vorgaben des Datenschutzes sollten Sie kennen und anwenden können. Sie gehen im Pflegeberuf mit persönlichen Daten Ihrer zu Pflegenden um. Dies erfordert einen vertrauenswürdigen und professionellen Umgang mit digitalen Medien.

6.5 Der Datenschutz in einer Pflegeeinrichtung

Der Datenschutz und die Sicherheit personenbezogener Daten spielen in der heutigen stark vernetzten Gesellschaft eine immer wichtigere Rolle, insbesondere sind gesundheitsbezogene Daten zu schützen. Wie muss der Datenschutz in Ihrer Pflegeeinrichtung gestaltet sein? Überprüfen Sie Ihren Standard und machen Sie sich mit dem Datenschutz vertraut.

[29] vgl. https://www.datenschutz.org/pflege/

Wichtig **Datenschutz in der Pflege**

Gemäß Datenschutz dürfen nur solche personenbezogenen Daten von den Betreuten gesammelt und verarbeitet werden, die für die Betreuung und Pflege von Belang sind. Eine Ausnahme gilt dann, wenn der Betroffene eine entsprechende Einwilligungserklärung abgegeben hat.

Wie in anderen medizinischen Berufsgruppen ist auch in der Pflege neben dem Datenschutz die berufliche Schweigepflicht zu beachten.

Auch enge Angehörige des Betreuten haben nicht automatisch das volle Recht, umfassende Einsicht in die personenbezogenen Daten des Betroffenen zu erhalten. Hier ist in der Regel die Einwilligung notwendig.

Zu Beginn eines jeden Praxiseinsatzes sollten Sie als Auszubildende auf den Datenschutz und die Datensicherheit hingewiesen werden. Wenn nicht, so fordern Sie die Informationen selbst ein. Als Auszubildende müssen Sie diesbezüglich eine Handlungskompetenz entwickeln. Sie müssen sicher sein, worüber sie schweigen müssen und welche Daten Sie an wen weitergeben dürfen. Das gehört zum Pflegeberuf.

In der praktischen Pflege finden viele Wechsel von handelnden Personen statt. Zu Pflegende werden von vielen Lernenden kontaktiert. Wechseln die Pflegenden, so ist hier bei der Datenweitergabe über einen zu pflegenden Menschen besondere Vorsicht geboten. Bei einem Wechsel ist der Informationsaustausch unerlässlich.

In der Regel dürfen nur Patienteninformationen weitergegeben werden, die für die Pflege und Betreuung auch wirklich von Belang sind – oder wenn der Patient oder Bewohner in die Weitergabe eingewilligt hat. Frieda Klee, Angehöriger in einer häuslichen Pflegesituation, fasst die Komplexität so zusammen: »*Als der ambulante Pflegedienst zu uns ins Haus kam, war ich doch sehr verunsichert. Was die alles von unserer Familie erfahren! Und die kommen ja an alle Unterlagen und Papiere, die bei meiner Mutter im Wohnzimmer sind.*

Man muss schon Vertrauen haben. Es kommen ja auch so viele unterschiedliche Pflegekräfte und die ganzen Auszubildenden. Ich würde mir wünschen, dass nur ein oder zwei Personen zu meiner Mutter kämen. Aber mir wurde von der Pflegedienstleitung gesagt, das wäre unrealistisch.«

Tipp

Machen Sie sich zu Beginn des Pflegeeinsatzes mit der Schweigepflicht und dem praktisch anzuwendenden Datenschutz vertraut. Verdeutlichen Sie sich, was Sie sagen und weitergeben dürfen und was nicht – ob am Telefon, von Person zu Person und/oder online.

6.6 Phishing – schützen Sie sich vor kriminellen Angriffen

Phishing bezeichnet den kriminellen Versuch, sensible Daten via gefälschter E-Mails oder Websites abzugreifen. Das können Kreditkartennummern sein, Zugangsdaten für das Online-Banking oder Sozialversicherungsnummern. Auch Passwörter für soziale Netzwerke und E-Mail-Konten sind oft das Ziel von Phishing. In anderen Fällen wird versucht, über die Mitarbeitenden eines Unternehmens an vertrauliche Informationen zu gelangen. Phishing kann über E-Mails passieren, über gefälschte Websites oder WhatsApp.

Wichtig **Vorsicht Phishing**

- Informieren Sie sich, wie Sie sich vor Phishing schützen können. Seinen Sie achtsam.
- Achten Sie darauf, dass Ihre Antivirus-Software aktuell ist. Auch die Firewall sollte immer aktiv sein.
- Gehen Sie mit Ihren eigenen Daten und die Ihrer zu pflegenden Menschen im Internet »sparsam« und sensibel um. Vermeiden Sie unnötige Bekanntgaben.
- Am häufigsten ist Phishing per E-Mail. Reagieren Sie nicht auf verdächtige E-Mails.
- Öffnen Sie keine Anhänge aus verdächtigen E-Mails.
- Schauen Sie sich die Zieladresse des Absenders an.
- Geben Sie Ihre Zugangs- und Privatdaten nur ein, wenn Sie sich wirklich sicher sind – z. B. über die Ihnen bekannte Banking-App oder die korrekt eingegebene URL. Sobald Ihnen etwas ungewöhnlich vorkommt, sollten Sie den Vorgang sofort abbrechen.

6.7 E-Learning, Blended-Learning, Streaming und Lernplattformen

6.7.1 E-Learning

Unter E-Learning versteht man elektronisch oder digital unterstütztes Lernen. Praktisch anzuwenden ist E-Learning als Online-Lernen, Telelernen, multimediales oder computergestütztes Lernen. E-Learning dient der Wissensvermittlung und bildet die Grundlage für die Erarbeitung, Vertiefung und Auseinandersetzung der Lernenden mit einem fachspezifischen Thema. E-Learning führt nicht unbedingt zu besseren Lernergebnissen, aber es macht alle am Lernprozess Beteiligten unabhängiger von externen Rahmenbedingungen.

6.7.2 Blended Learning

Der Begriff integriertes Lernen oder englisch Blended Learning bezeichnet eine Lernform, bei der die Vorteile von Präsenzveranstaltungen und E-Learning kombiniert werden. Blended Learning ist ein integriertes Lernkonzept, das die heute verfügbaren Möglichkeiten der Vernetzung über Internet oder Intranet in Verbindung mit »klassischen« Lernmethoden und -medien in einem sinnvollen Lernarrangement optimal nutzt.

Blended Learning kann Ihnen das Lernen, losgelöst von Ort und Zeit, in Kombination mit Erfahrungsaustausch, Rollenspiel und persönlichen Begegnungen im klassischen Präsenztraining ermöglichen. Es werden zwei Lernformen, also die Präsenzschulung und das E-Learning, kombiniert.

Beispiel **Mahari sorgt fürs Streaming**

Mahari hat gemeinsam mit ihrer Praxisanleiterin das Einarbeitungs- und das Hygienekonzept der Wohneinrichtung verschriftlicht, digital zugänglich gemacht und mit einem Videofilm ergänzt, den sie im Unternehmen gedreht hat. Neue Auszubildende und neue Mitarbeiter*innen können sich nun digital einlesen, während der Begrüßungstage Fragen stellen und online per Klick bestätigen, dass sie die Informationen erhalten haben.
»Wir sollten viel mehr Informationen streamen, damit der Informationsfluss besser wird und die Informationen für alle unproblematisch und immer abrufbar sind«, schlägt Mahari vor.
Ihre Praxisanleiterin ergänzt: »Letztens wurde eine Praxisanleiterkonferenz in der Pflegeschule gestreamt. Zum Glück, denn ich konnte nicht hinfahren und nicht vor Ort teilnehmen. Ich konnte mir aber nachher die Konferenz online abrufen. Die nächste Konferenz wird direkt im Web-Meeting geplant. Zum Glück, das erspart mir viel Arbeitszeit.«

6.7.3 Streaming

Die gleichzeitige Übertragung und Wiedergabe von Video- und Audiodaten über ein Rechnernetz nennt man Streaming Media. Den Vorgang der Datenübertragung selbst nennt man Streaming und übertragene Programme werden als Livestream oder kurz Stream bezeichnet.

Viele Konferenzen und Besprechungen werden seit den Erfahrungen aus der Corona-Pandemie nun online mit unterschiedlicher Software durchgeführt. Unter einer Webkonferenz oder einem Online-Meeting versteht man über das Internet organisierte und durchgeführte »virtuelle« Treffen zwischen Teilnehmer*innen, die sich real an ganz unterschiedlichen Orten befinden. Aber auch das eigentliche Lernen lässt sich gut elektronisch unterstützen. Zur Vermittlung praktischer Fähigkeiten, wie z. B. bei der Aus- und Fortbildung von Ersthelfer*innen oder von Blutzuckertestungen oder Injektionen wird vor der praktischen Einübung im Rahmen einer Präsenzschulung das Erlernen der theoretischen Grundlagen (Wissensvermittlung) durch E-Learning-Methoden unterstützt.

Info
Beim Erlernen praktischer Fertigkeiten sind dem reinen E-Learning aber auch Grenzen gesetzt. Der Erwerb der wichtigen internen pflegerischen Evidence bedarf vieler realer praktischer Übungen und Erfahrungen.

6.7.4 Lernplattformen

Lernplattformen sind technisierte komplexe Content Management-Systeme, die Informationen, Abfolgen von Strukturen und Lerninhalte bereitstellen. Sie dienen somit der Organisation von Lernvorgängen. Aufgabe einer web-basierten Lernumgebung ist es, die Kommunikation zwischen Lernenden und Lehrenden zu ermöglichen. Sie können Termine, betriebsinternes

Wissen, Anweisungen, Lernmaterialien und vieles mehr auf Lernplattformen einstellen. Alle Materialien stehen zur Online-Betrachtung und zum Download bereit. Sie haben eine Übersicht über alle Veranstaltungen und alle Termine und können sich von der Lernplattform aus in Online-Veranstaltungen einloggen. Zudem können Sie über eine Lernplattform mit den anderen Teilnehmer*innen kommunizieren. Bekannte Lernplattformen sind z. B. Moodle und Illias.

Beispiel **Finn arbeitet online**

Finn hat zu Beginn seiner Pflegeausbildung online auf der Datenbank des Krankenhauses folgende Module bearbeitet und als »Mir bekannt und erlernt« per Click bestätigt: Einarbeitung neuer Mitarbeiter, Reanimationsschulung, Datenschutz-Schulung, Arbeitssicherheits-Unterweisung, Geräteschulung, Softwareschulung.
Finn nutzt zudem zur Vorbereitung von klassischem Präsenzunterricht eine Lernsoftware speziell zur Pflegeausbildung. Die Lizenz hierzu hat er in der Pflegeschule erhalten, nd die Kosten übernimmt sein Ausbildungsbetrieb.
Finn freut sich schon auf die Lern-Module Blutdruckmessung, Wundversorgung, Thromboembolismus, Pflegeanamnesegespräch und Beatmungsformen.
Während seiner externen Ausbildungseinsätze kann er dienstags zwischen 15:00 und 16:00 Uhr regelmäßig mit der Praxiskoordinatorin im Online-Meeting kommunizieren.

6.8 Software für die Pflegeausbildung

Medienkompetenz ist fester Bestandteil beruflicher Handlungskompetenz in der Pflege und muss bei der Auswahl der Lernmedien entsprechend berücksichtigt werden.

Beispiel **Mahari gibt Online-Tipps**

Mahari berichtet ihrer Freundin in der Türkei von den technischen und digital unterstützten Systemen: *»Wenn Du zu uns nach Deutschland kommst, kannst Du Dich mit der Lernplattform Dicognita bestens auf die deutsche Pflege vorbereiten. Wenn Du die Ausbildung begonnen hast, kannst Du die Lernsoftware nutzen, die in Ergänzung zu den Pflegebüchern entwickelt wurde. Unsere Pflegeschule gibt alle Informationen über die Lernplattform MOODLE weiter und mein Ausbildungsbetrieb arbeitet mit einer Software für das Ausbildungsmanagement. Zu allen Systemen haben wir Auszubildende Zugang. Einmal im Monat bin ich im Web-Meeting mit meiner Praxisanleiterin.«*

In der folgenden Tabelle (▶Tab. 16) finden Sie auszugsweise eine kleine Auswahl von Software, Datenbanken und Homepages, die für die Pflegebildung nutzbar sind.

Tab. 16: Software für die Pflegeausbildung

Art	Name	Nutzen und Hinweise
E-Learning Plattform	https://www.pflegecampus.de/	Aus-, Fort- und Weiterbildung Pflege
Lern-App für Pflegende	SuperNurse – Die Lern-App für Pflegende	Fortbildung für alle, die am Pflege- und Betreuungsprozess beteiligt sind.
Informationen für Pflegende	https://www.pflegen-online.de/	Informationen, Themen, News, Jobs
Lern-App für Pflegende	https://shop.elsevier.de/pflege-app	Aus-, Fort- und Weiterbildung

6

Art	Name	Nutzen und Hinweise
Lernplattform Pflegekompetenz in Deutsch erfahren	Dicognita www.dicognita.de	16-sprachige Lernplattform für Pflegende, die es ermöglicht, gleichzeitig pflegerische und deutschsprachliche Kompetenzen zu erwerben. In aufbauenden Modulen werden passend zu den Inhalten und Zielen multimediale Lernangebote vorgehalten. Das sind z. B. Real-Filme, Erklärvideos, Fotoserien, Grafiken, Audiodateien und viele interaktive Lernelemente, die die Lernenden zu vertieftem Lernen, Verstehen und zum Lernen der Sprache motivieren. Am Ende des Moduls kann ein Test abgelegt werden. Liegt das Ergebnis bei mindestens 70 % kann ein personalisiertes Zertifikat heruntergeladen werden.
Online-Lernspiel Simulation Ein Tag Deutsch in der Pflege	www.ein-tag-deutsch.de/	Lernspiel mit realen Szenarien und Übungen zu Kommunikation (kostenlos), Wortschatz, Strukturen und Aussprache – für Deutschlernende ab B1.
Lernapps zum Lehrbuch	Entsprechend der Lehrbücher, die eingesetzt werden	Lernapps verschiedener Verlage zur eigenständigen Wissensaneignung, z. B. Erarbeitung/Wiederholung Unterrichtsinhalte
Lernapps durchstöbern oder erstellen	www.LearningApp.org	LearningApps.org unterstützt Lern- und Lehrprozesse mit kleinen interaktiven, multimedialen Bausteinen, die online erstellt und in Lerninhalte eingebunden werden.
Nachschlagewerke z. B. ICD-Auskunft (App)	https://www.icd-code.de/	Übersicht über medizinische Diagnosen.

Art	Name	Nutzen und Hinweise
Krankenhaus-informations-system	Siehe einzelne: KIS	Ein Krankenhausinformationssystem (KIS) bezeichnet alle Systeme der Informations- und Kommunikationstechnik, die Informationen und Daten innerhalb eines Krankenhauses erfassen, bearbeiten, speichern und nutzbar machen. Dabei handelt es sich sowohl um medizinische als auch administrative Patientendaten.
Video-erstellung	z. B. I-Movie (App)	Erstellung von Erklärvideos mit dem Handy oder Tablet, z. B. zur selbstständigen Erarbeitung/Wiederholung von Wissensgrundlagen.
Quizerstellung	z. B. Kahoot (Programm/App), Learningapps.org (Programm)	Erstellung von Quiz mit dem Handy, Tablet oder Computer, z. B. zur Wiederholung/Überprüfung von Wissensgrundlagen
ICD Klassifika-tionen Terminologien	www.dimdi.de/dynamic/de/klassifikationen/	Das »BfArM« gibt im Auftrag des Bundesministeriums für Gesundheit amtliche medizinische Klassifikationen heraus und stellt weitere Terminologien und Standards für das Gesundheitswesen bereit. Das BfArM und wesentliche Funktionseinheiten des Deutschen Instituts für Medizinische Dokumentation und Information (DIMDI) wurden am 26. Mai 2020 unter dem Dach des BfArM zu einer Behörde zusammengeführt.
Qualität in der Pflege	www.zqp.de	Das Zentrum für Qualität in der Pflege (ZQP) ist das Wissensinstitut für die Pflege.
Experten-standards Pflege etc.	www.dnqp.de	Deutsches Netzwerk für Qualitätsentwicklung in der Pflege – DNQP

Tipp
Recherchieren Sie weitere nutzbare Softwareangebote.
Teilen Sie Ihre Treffer und Erfahrungen mit Auszubildenden.

6.9 Übung: Digitale Kompetenz

Wie fit bist Du? Teste Deine digitale Kompetenz.

Hinterfragen und optimieren Sie Ihre eigene digitale Kompetenz. Diskutieren Sie die Themen mit anderen Auszubildenden und Ihren Ausbildern in Theorie und Praxis.

1. Hinterfragen Sie: Mir ist bewusst, dass ich zunehmend mit Chat GPT, KI, Desinformation und Cybersicherheit privat, wie auch beruflich umgehen lernen/können muss. Wie planen Sie Ihre Medienkompetenz zu entwickeln? Welche Unterstützung und Förderung suchen Sie sich?
2. Recherchieren Sie nach DiGa und sammeln Sie Anwendungen, die mit dem Pflegeberuf und der Pflegeausbildung zu tun haben. Nutzen Sie u. a. die Homepage: https://diga.bfarm.de/de/verzeichnis.
3. Überlegen Sie: Welche digitalisierten Lösungen stehen im Betrieb und im Ausbildungsprozess demnächst an?
4. Recherchieren Sie auf der Homepage des Bundesinstitutes für Arzneimittel und Medizinprodukte (BfArM) nach aktuellen Informationen zu den Themen: Medizinprodukte, Arzneimittel.
5. Wissen Sie, wie Sie sich vor Phishing schützen können?
6. Recherchieren Sie die aktuellen Datenschutzvorgaben in Ihrer Einrichtung und grundsätzlich nach dem Datenschutzgesetz auf z. B. https://www.datenschutz.org/pflege/.
7. Überprüfen Sie die Aktualität Ihrer Datenschutzdokumente.
8. Füllen Sie die Datenschutzcheckliste aus, siehe https://www.datenschutz.org/wp-content/uploads/2017/05/datenschutz-checkliste-verbraucher.pdf.

9. Besprechen Sie auch mit Ihren Praxisanleitenden die Datenschutzbestimmung (Anlage oder integraler Bestandteil des Ausbildungsvertrages) zum Austausch der ausbildungsrelevanten Daten zur Ausbildung.
10. Überlegen Sie: Welche Daten und Informationen über den Ausbildungsverlauf dürfen an Dritte und an wen konkret weitergegeben werden?

6.10 Übung: DiGA

Seit Oktober 2020 gibt es einige ausgewählte Gesundheits-Apps »auf Rezept«, das heißt, die gesetzlichen Krankenkassen erstatten unter bestimmten Voraussetzungen die Kosten. Diese »erstattungsfähigen« Apps werden digitale Gesundheitsanwendungen – kurz: DiGA – genannt.

- Nehmen Sie Kontakt zu Krankenkassen auf und recherchieren Sie nach DiGA und deren finanzieller Erstattung.
- Schätzen Sie die DiGA nach ihrem Nutzen für die Pflege ein.

6.11 Reflexions-Check: Digitale Kompetenz

Tab. 17: Wie steht es um Ihre digitale Kompetenz?

Ich reflektiere:	Trifft gar nicht zu	Trifft teilweise zu	Trifft voll zu
1. Für meine Pflegeausbildung bin ich mit Smartphone, Tablett, Laptop und Drucker ausgestattet und kann diese anwenden.			
2. Ich kann digital recherchieren und kann eine sinnvolle und zielgerichtete Auswahl an Quellen treffen, sowie Informationen kritisch bewerten und nutzen.			
3. Ich kann Regeln für eine sichere und zielgerichtete Kommunikation anwenden und Medien verantwortlich zur Zusammenarbeit nutzen.			
4. Ich kann soziale Medien zielgerichtet nutzen und weiß über deren missbräuchliche Nutzung Bescheid.			

Ich reflektiere:	Trifft gar nicht zu	Trifft teilweise zu	Trifft voll zu
5. Ich kenne die berufsbezogene Schweigepflicht und halte diese analog/digital ein.			
6. Mir ist bewusst, dass ich zunehmend mit Chat GPT, KI, Desinformation und Cybersicherheit privat, wie auch beruflich umgehen lernen/können muss.			
7. Mir ist bewusst, was künstliche Intelligenz bedeutet. Ich habe grundlegende Kenntnisse zu ihrer Entwicklung, Wirkung sowie ihre Chancen und Herausforderungen.			
8. Ich kann mich kritisch mit Medienangeboten und meinem eigenen Medienverhalten auseinandersetzen.			
9. Ich kenne die Einflüsse und Folgen von Algorithmen und kann die Auswirkung der Automatisierung von Prozessen in der digitalen Welt reflektieren. Mir ist bewusst, welches Profil von mir über Algorithmen im Netz angelegt wird.			
10. Ich bin mir sicher, welche Daten und Informationen ich auf Social Media-Plattformen einstellen darf und welche nicht.			
11. Ich kann Präsentationen adressatengerecht planen, gestalten und präsentieren.			
12. Ich kenne die Möglichkeiten des Veröffentlichens und Teilens von Daten und nutze diese.			
13. Ich kann Videos zu praktischen Pflegehandlungen für den Unterricht erstellen.			
14. Ich kann mit Grafikprogrammen (oder PowerPoint) meine schriftlichen Ausarbeitungen mit selbsterstellten Grafiken ergänzen.			
15. Ich erweitere aktiv meine Medien- und digitale Kompetenz mit Weiterbildungen.			
16. Ich bringe mich bei Praxiseinsätzen mit Ideen zur Digitalisierung aktiv ein und mache Vorschläge zu Lern- und Pflegeprozessen.			

7 Fachbegriffe und Abkürzungen verständlich erklärt

Wörter in ihrer Bedeutung verstehen und anwenden. So entwickelt sich eine Fachsprache.

Das Glossar dient als alphabetisch geordnetes Verzeichnis von Fachbegriffen mit Erklärungen für Ausbildungsverantwortliche und Auszubildende.

Agil bedeutet flexibel und anpassungsfähig.

Akutpflege bezeichnet pflegerische und therapeutische Maßnahmen, die bei einer akuten Erkrankung, Verletzung oder Verschlechterung einer chronischen Erkrankung durchgeführt werden. Diese sind an eine ärztliche Diagnose gebunden. Die Akutpflege ist geprägt durch schnell wechselnde Patientinnen- und Patientensituationen. Üblicherweise findet Akutpflege in Krankenhäusern statt.

App: Unter einer App versteht man Anwendungssoftware (Application Software [App]). Darunter sind Programme zu verstehen, die dafür geschaffen wurden, dass der User seine »Probleme« lösen kann.

Arbeitsaufgabe, Arbeitsauftrag sind eng gefasste, in Schritten formulierte Handlungsanweisungen.

Arbeitsgebundenes, -verbundenes und -orientiertes Lernen: Beim arbeitsgebundenen Lernen sind Lernort und Arbeitsort identisch, das Lernen ist an den Arbeitsplatz, z. B. die Pflegeeinrichtung gebunden. Arbeitsverbundenes Lernen zeichnet sich dadurch aus, dass Lernort und realer Arbeitsplatz getrennt sind, gleichwohl zwischen ihnen eine direkte räumliche und organisatorische Verbindung besteht. Arbeitsorientiertes Lernen findet in zentralen Bildungseinrichtungen statt, z. B. in Pflegeschulen und Bildungszentren.

Ausbildungskonzept ist die Grundlage der praktischen Ausbildung im Ausbildungsbetrieb und sollte vor Beginn der Ausbildung erarbeitet sein. Ein Ausbildungskonzept beschreibt die einzelnen Arbeitsschritte und sollte die nachstehenden Elemente enthalten: Einsatzorte, Ziele, Inhalte, Methoden, Arbeits- und Prozessabschnitte, personale und fachliche Faktoren.

Ausbildungsplan steuert die Theorie- und Praxisblöcke für die einzelnen Ausbildungsjahre. Der Ausbildungsplan ist eine zeitliche und inhaltliche Gliederung der Ausbildung, der für jede Auszubildende individuell erstellt wird (Individueller Ausbildungs(verlaufs)plan. Er ist unter Berücksichtigung der Vorgaben der Pflegeschule und des schulinternen Curriculums zu erstellen (Genereller Ausbildungs(verlaufs)plan). Der Ausbildungsplan ist Teil des Ausbildungskonzeptes. Der betriebliche Ausbildungsplan vereinfacht die Durchführung einer gezielten Ausbildung und ist Pflicht.

Ausbildungsträger ist der Träger der praktischen Ausbildung, der Ausbildungsbetrieb. Dieser schließt mit der Auszubildenden den Ausbildungsvertrag. Im Rahmen der praktischen Ausbildung finden Einsätze bei kooperierenden Ausbildungsbetrieben in allen Versorgungsbereichen statt, also im Krankenhaus, in Pflegeeinrichtungen, bei ambulanten Pflegediensten sowie in der psychiatrischen Pflege und in der Versorgung von Kindern und Jugendlichen.

Ausbildungsverbund definiert sich durch »verbands-, träger-, sektorenübergreifende und überregionale« Zusammenarbeit.

BfArM ist die Abkürzung für Bundesinstitut für Arzneimittel und Medizinprodukte.

BAFZA ist die Abkürzung für Bundesamt für Familie und zivilgesellschaftliche Aufgaben. Das BAFZA berät und unterstützt Bürgerinnen und Bürger in verschiedenen Lebenssituationen kompetent und zuverlässig. Das BAFZA bietet mit dem speziellen Pflegetelefon »Wege zur Pflege« eine Beratung und Unterstützung zu allen Fragen rund um das Thema »Pflege und Hilfe im Alter« an. Zudem betreibt das BAFZA eine Geschäftsstelle Qualifizierung Pflegeberufe, siehe: https://www.pflegeausbildung.net/

Dieses Serviceportal stellt umfangreiche und zielgruppengerechte Fachinformationen zur Verfügung.

BMG und BMFSFJ: Auf Bundesebene sind das Bundesministerium für Gesundheit (BMG) und das Bundesministerium für Familie, Senioren, Frauen und Jugend (BMFSFJ) für die Pflegeberuferefom zuständig. Dies rührt daher, da das BMG bisher für die Krankenpflegeausbildung und das BMFSFJ für die Altenpflegeausbildungen in Deutschland zuständig sind. In den 16 Bundesländern werden die von den Bundesministerien vorgegebenen Gesetze und Verordnungen näher definiert.

BIBB: Das Bundesinstitut für Berufsbildung, mit Sitz in Bonn ist eine bundesunmittelbare rechtsfähige Anstalt des öffentlichen Rechts und Einrichtung zur Erforschung und Weiterentwicklung der beruflichen Aus- und Weiterbildung. Der Arbeitsbereich 2.6 begleitet die Einführung der Pflegeberufe nach dem Pflegeberufegesetz. Es werden Aufgaben im Rahmen der Öffentlichkeitsarbeit, der Forschung und der Dauerbeobachtung zu den Pflegeberufen wahrgenommen. Verschiedene Produkte, wie zielgruppenspezifische Informationen (Publikationen des Arbeitsbereichs), Fachveranstaltungen, Studien und Datenerhebungen unterstützen die Pflegebildung und den Pflegeberuf. Nach § 54 PflBG und § 60 PflAPrV übernimmt das Bundesinstitut für Berufsbildung (BIBB) die Aufgabe, Informationen und unterstützende Angebote zur Organisation, Implementierung und Umsetzung der beruflichen Pflege.

Blended-Learning ist ein Lernmodell, bei dem computergestütztes Lernen (z. B. über das Internet) und klassischer Unterricht kombiniert werden.

Curriculum ist ein Lehrplan oder Lehrprogramm, das auf einer Theorie des Lehrens und Lernens aufbaut.

DiGA bedeutet Digitale Gesundheitsanwendung. DiGA sind Produkte, die z. B. dazu bestimmt sind, Erkrankungen zu erkennen oder zu lindern, die bei der Diagnosestellung unterstützen und die dabei maßgeblich auf digitaler Technologie beruhen. Es handelt sich um digitale Medizinprodukte mit geringem Risiko, die unmittelbar Patientinnen oder Patienten zugutekommen. Zu den DiGA zählen unter anderem Apps, oder auch browserbasierte Anwendungen.

DiGA-Verzeichnis listet alle digitalen Gesundheitsanwendungen (DiGA) auf, die das dafür vorgesehene Bewertungsverfahren beim Bundesinstitut für Arzneimittel und Medizinprodukte (BfArM) erfolgreich durchlaufen haben. Alle Vorgaben für dieses Verfahren hat der Gesetzgeber in § 139e SGB V sowie in der Digitale-Gesundheitsanwendungen Verordnung (DiGAV) festgelegt.

Digital bedeutet im elektronischen Sinne, dass eine Datenübertragung durch elektrische oder elektromagnetische Signale erfolgt. Medizinisch bedeutet digitale Untersuchung, dass die Untersuchung mittels eines Fingers erfolgt.

EBM: Evidence-based Medicine, evidence-basierte Medizin: In der evidenzbasierten Medizin wird alles medizinische Forschungswissen, von der Grundlagenforschung bis zur klinischen Studie, zur Lösung eines Problems herangezogen und kritisch ausgewertet. In der praktischen Anwendung wird dieses Wissen mit der ärztlich klinischen Erfahrung des Arztes kombiniert. Ziel ist es, die Lebensqualität und -dauer von Patienten zu maximieren (vgl. www.ebm-netzwerk.de).

EBN: Evidence-based Nursing, evidence-basierte Pflege: In der evidenzbasierten Pflege wird alles pflegerische Forschungswissen, von der Grundlagenforschung bis zur klinischen Studie, zur Lösung eines Problems herangezogen und kritisch ausgewertet. In der praktischen Anwendung wird dieses Wissen mit der pflegerisch klinischen Erfahrung der Pflegekraft kombiniert und im individuellen Arbeitsbündnis zwischen einzigartigem Pflegebedürftigen oder einzigartigem Pflegesystem und Pflegenden. Ziel ist es, wie auch beim EBM, die Lebensqualität und -dauer von Patienten und Klienten zu maximieren.

EBP bedeutet Evidence-basierte Pflegepraxis.

Edukation meint Schulung, Belehrung, Aufklärung, Beratung. Patientenedukation meint die Beratung, Schulung, Anleitung, Unterstützung, das Coaching von Patienten zur Verbesserung des Selbstmanagements.

Effektivität bezeichnet das Verhältnis von erreichtem zu definiertem Ziel. Die Wirksamkeit einer Intervention. Sie erklärt die Vor- und Nachteile einer Pflegeintervention für den Klienten unter Praxisbedingungen. »Die richtigen Dinge tun«.

Effizienz bezeichnet das Verhältnis von Aufwand und Nutzen, an definierter Qualität gemessen. »Die Dinge richtig tun«.

E-Learning bedeutet elektronisch unterstütztes Lernen.

Evaluation heißt übersetzt Bewertung, Überprüfung.

Evidence bedeutet: Beleg, Beweis (engl. Begriff).

Interne Evidence meint internes Wissen aus eigenen Erfahrungen, das in Kommunikation zwischen Pflegenden und dem einzigartigen Pflegeempfänger entsteht.

Externe Evidence meint externes Wissen, Belege, Beweise aus Studien, wissenschaftsbasierter Beweis.

Evidenz wird im Gesundheitsbereich v. a. im Zusammenhang mit Evidenzbasierter Medizin verwendet und bedeutet, dass ein nachgewiesener Zusammenhang/eine nachgewiesene Wirksamkeit vorliegt.

Evidenz bedeutet auch Deutlichkeit, einleuchtende Erkenntnis, vollständige Gewissheit (deutscher Begriff). Dieser Begriff bedeutet eigentlich, dass etwas so offensichtlich ist, dass es gar nicht bewiesen werden muss. Evidence bedeutet im Englischen etwas anderes, fast Gegenteiliges, nämlich Beleg oder Beweis. Einschlägig ist die englische Verwendung des Begriffes auch, wenn im Deutschen das Wort Evidenz benutzt wird. Bei der Evidenz geht es um harte Fakten.

Expertenstandards sind Instrumente, die zur Sicherung und Weiterentwicklung der Qualität in der Pflege beitragen. Sie berücksichtigen pflegewissenschaftliche Erkenntnisse als auch pflegepraktische Erfahrungen gleichermaßen und definieren Ziele und Maßnahmen bei relevanten Themenbereichen der ambulanten und stationären pflegerischen Versorgung.

Bislang gibt es acht unabhängig von einer Beauftragung nach § 113a SGB XI durch das Deutsche Netzwerk für Qualitätsentwicklung in der Pflege (DNQP) entwickelte Expertenstandards in der Pflege: zur Dekubitusprophylaxe, zum Entlassungsmanagement, zum Schmerzmanagement, zur Sturzprophylaxe, zur Förderung der Harnkontinenz, zur Versorgung chronischer Wunden, zum Ernährungsmanagement, zur Beziehungsgestaltung in der Pflege bei Menschen mit Demenz und zur Mundgesundheit.

Fachkommission Rahmenpläne: 2018 haben das Bundesministerium für Gesundheit (BMG) und das Bundesministerium für Familie, Senioren, Frauen und Jugend (BMFSFJ) die ehrenamtlichen Mitglieder der Fachkommission nach dem Pflegeberufegesetz für die Amtsdauer von fünf Jahren eingesetzt. Die Fachkommission hat die Aufgabe, Rahmenlehr- und Rahmenausbildungspläne für die Pflegeberufe zu erarbeiten. Grundlage dafür sind die Kompetenzbeschreibungen in der Pflegeberufe-Ausbildungs- und Prüfungsverordnung (PflAPrV), die im Oktober 2018 in Kraft getreten ist.

Generalistik bedeutet die Zusammenführung mehrerer Berufe zu einem gemeinsamen Berufsbild. Mit dem Pflegeberufegesetz soll in Deutschland ein neues Berufsbild Pflege durch die Zusammenführung der drei bisherigen Pflegefachberufe in den Bereichen der »Altenpflege«, »Gesundheits- und Krankenpflege« und »Gesundheits- und Kinderkrankenpflege« entstehen.

Handlungskompetenz: Berufliche Handlungskompetenz beschreibt die Fähigkeit und Bereitschaft des Menschen, in beruflichen Situationen sach- und fachgerecht, persönlich durchdacht und in gesellschaftlicher Verantwortung zu handeln, d.h. anstehende Probleme zielorientiert auf der Basis von Wissen, Erfahrungen und Einstellungen sowie durch eigene Ideen selbstständig zu lösen, die gefundenen Lösungen zu bewerten und zugleich die eigene Handlungsfähigkeit weiterzuentwickeln.

Hardware meint die mechanische und elektronische Ausstattung eines Systems und bezieht sich somit im Gegensatz zur Software auf alle Teile, die stofflich verbaut sind. Im Bereich der Computertechnik sind dies neben den Basiskomponenten wie Mainboard und Prozessor auch Kleinteile wie Lüfter und Kabel.

Hermeneutik umfasst eine Theorie über die Auslegung und das Verstehen von Texten. Objektive Hermeneutik hermeneutische (fallverstehende) Methode der empirischen Sozialforschung (begründet von Ulrich Oevermann).

Hochschulische Pflegeausbildung: Mit dem Pflegeberufegesetz wurde ergänzend zur beruflichen Pflegeausbildung eine Grundlage für eine primärqualifizierende hochschulische Pflegeausbildung geschaffen. Bei der hochschulischen Pflegeausbildung übernimmt die Hochschule die Verantwortung für die Durchführung der praktischen Ausbildung an der jeweils kooperierenden Praxiseinrichtung. Der Zugang zum Pflegestudium orientiert sich an den landesrechtlichen Regelungen zum Hochschulzugang. Die primärqualifizierende Pflegeausbildung findet an Hochschulen statt. Das Studium dauert mindestens drei Jahre. Es umfasst theoretische und praktische Lehrveranstaltungen an staatlichen oder staatlich anerkannten Hochschulen anhand eines modularen Curriculums sowie Praxiseinsätze in Einrichtungen nach § 7 Pflegeberufegesetz. Das Studium beabsichtigt zu den in der beruflichen Pflegeausbildung beschriebenen Kompetenzen und darüber hinaus zu wissenschaftsbasierten oder wissenschaftsorientierten Kompetenzen zu befähigen.

Kompetenz ist eine Fähigkeit und Fertigkeit von Menschen, um Probleme lösen zu können. Differenzierter ausgedrückt: Als Kompetenz wird die Fähigkeit bezeichnet, Wissen und Können so zu verbinden, dass berufsbezogene Aufgaben den Anforderungen gemäß selbstständig, eigenverantwortlich und situationsgerecht zu bewältigen sind. Kompetente Menschen zeichnen sich dadurch aus, auf Grundlage von Wissen, Fertigkeiten und Fähigkeiten auch in neuen, offenen, unüberschaubaren und dynamischen Situationen selbstorganisiert und zielorientiert zu handeln[30].

Kompetenzbereiche oder -facetten: Die Wissenschaft ist sich weitestgehend einig darüber, dass es vier Basiskompetenzen bzw. Grundkompetenzen gibt: personale Kompetenz, Aktivitäts- und Handlungskompetenz, Fach- und Methodenkompetenz, sozial-kommunikative Kompetenz.

Kompetenzbereiche nach Pflegeberufegesetz:

- Kompetenzbereich I
- Pflegeprozesse und Pflegediagnostik in akuten und dauerhaften Pflegesituationen verantwortlich planen, organisieren, gestalten, durchführen, steuern und evaluieren (1.000 Std)
- Kompetenzbereich II
- Kommunikation und Beratung personen- und situationsorientiert gestalten (280 Std).
- Kompetenzbereich III
- Intra- und Interprofessionelles Handeln in unterschiedlichen systemischen Kontexten verantwortlich gestalten und mitgestalten (300 Std)
- Kompetenzbereich IV
- Das eigene Handeln auf der Grundlage von Gesetzen, Verordnungen und ethischen Leitlinien reflektieren und begründen (160 Std).
- Kompetenzbereich V
- Das eigene Handeln auf der Grundlage von wissenschaftlichen Erkenntnissen und berufsethischen Werthaltungen und Einstellungen reflektieren und begründen (160 Std)

[30] Vgl. Erpenbeck F, Heyse V (2022): Kodekonzept. https://www.kodekonzept.com/wissensressourcen/kompetenzen/ Abruf

Kompetenzentwicklung meint die Entwicklung der Kompetenzen, welche durch Lern- sowie Entwicklungsprozesse von Personen passiert. Kompetenzentwicklung erfolgt durch verschiedene Formen des Lernens sowie in der Arbeits-, als auch in der Lebenswelt. Kompetenzen können nicht vermittelt werden. Kompetenzen können Menschen nur selbst entwickeln.

Konzept und Plan: Ein Konzept entwirft – Ein Plan konkretisiert.

Langzeitpflege bezeichnet sämtliche Pflegemaßnahmen, die über einen längeren Zeitraum oder auf Dauer erbracht werden. Eine konkrete gesetzliche Definition, wie lange die Pflegebedürftigkeit vorliegen muss, damit die erbrachten Pflegemaßnahmen als Langzeitpflege gelten, existiert nicht. Langzeitpflege kann ambulant oder in einer stationären bzw. teilstationären Einrichtung – üblicherweise in Alters- und Pflegeheimen oder einem Tageshospiz – erfolgen. Dem gegenüber steht die Akutpflege. Ziel der Langzeitpflege ist die Erhaltung einer guten Lebensqualität und einem größtmöglichen Maß an Selbstständigkeit.

Lernen ist der beabsichtigte oder beiläufige Erwerb von Wissen und Fertigkeiten. Der Lernzuwachs kann sich auf intellektuellem, körperlichem, charakterlichem oder sozialem Gebiet ereignen.

Leitbild ist eine schriftliche Erklärung einer Organisation über ihr Selbstverständnis und ihre Grundprinzipien, also eine Selbstbeschreibung. Ein Leitbild formuliert einen realistischen Zielzustand.

Leitlinie: Systematisch entwickelte praxisorientierte Handlungs- und Entscheidungsempfehlungen, die in aller Regel wissenschaftlich begründet sind. Die Handlungsanweisungen der Leitlinie müssen in der Anwendung immer an das Individuum und die aktuelle Situation angepasst werden.

Lernaufgabe bezeichnet eine beschriebene Ablaufstruktur, die den individuellen Lernprozess durch eine Folge von gestuften Aufgabenstellungen mit entsprechenden Lernmaterialien steuert, so dass die Auszubildenden möglichst eigentätig die Problemstellung entdecken, Vorstellungen entwickeln und Lernmaterialien bearbeiten. Dabei erstellen und diskutieren sie ein Lernprodukt, definieren und reflektieren den Lernzugewinn und üben sich im handelnden Umgang mit Wissen. Lernaufgaben zielen auf die selbsttätige und selbstständige Kompetenzentwicklung der Lernenden. Eine Lernaufgabe steuert den individuellen Lernprozess, damit die Lernenden möglichst selbsttätig den Lernprozess bewältigen und ihre Kompetenzen weitestgehend selbstständig entwickeln.

Lernplattform bzw. ein Lernmanagementsystem dient der Bereitstellung von Lernmaterialien und der Organisation von Lernvorgängen.

Lernumgebung umfasst das gesamte Setting einer Lerneinheit sowie die materialen Steuerungen und die personalen Steuerungen seitens der Ausbilder*in oder Lehrkraft.

Lernsituation rekonstruiert berufliche oder fachliche Zusammenhänge und sind didaktisch aufbereitete authentische Alltagssituationen aus dem pflegeberuflichen Kontext. Lernsituationen stellen den Lernkontext dar, in dem es um die zu bearbeitende exemplarische Handlungssituation in einem Anwendungszusammenhang geht. Im Lern- und Arbeitsprozess wird die Lernsituation als vollständige Handlung realisiert. Lernsituationen ermöglichen das Lernen in den Phasen der vollständigen Handlung. Hierbei können unterschiedliche Methoden Anwendung finden. siehe auch »Situationsorientierung«.

Methode bezeichnet ein bestimmtes, regelhaftes Verfahren zur Erlangung von Erkenntnissen. Eine Methode ist eine Art der Durchführung, bzw. ein Weg, wie man zu einem angestrebten Ziel gelangen kann.

Orientierungseinsatz: Die Pflegeausbildung beginnt mit dem sog. Orientierungseinsatz. Dieser findet beim Träger der praktischen Ausbildung statt. Während dem Einsatz erhalten die Lernenden erste Eindrücke zu den Aufgaben als Pflegekraft im jeweiligen Versorgungsbereich.

OSCE steht für Objective Structured Clinical Examination – eine Prüfungsform, die insbesondere auf ein praxisorientiertes Prüfungsdesign mit einheitlichen standardisierten Bewertungsbögen abzielt. Bei einer OSCE wird Performanz geprüft.

Performanz: Im Sinne der Pädagogik bedeutet Performanz als das Verhalten, bei dem Kompetenz sichtbar wird. Kompetenz beschreibt das Können. Ob das Können gezeigt wird, entscheiden Menschen über ihre Motivation. Wird Kompetenz sichtbar, indem Menschen ihr Können zeigen, spricht man von Performanz (Achtung: Nicht zu vergleichen mit Performance).

Pflegeberufegesetz (PflBG): Seit dem 1. Januar 2020 erfolgt die Ausbildung auf Grundlage des Pflegeberufegesetzes von 2017. Das Krankenpflegegesetz und das Altenpflegegesetz sind zum 31. Dezember 2019 außer Kraft getreten.

Das Pflegeberufegesetz und die Ausbildungs- und Prüfungsverordnung finden Sie in ihren Aktualisierungen im Internet unter »Bundesanzeiger Verlag«. Das Pflegeberufegesetz finden Sie auch beim Bundesministerium der Justiz und für Verbraucherschutz: www.gesetze-im-internet.de.

Pflegeberufe-Ausbildungs- und Prüfungsverordnung (PflAPrV) ergänzt das Pflegeberufegesetz und setzt es im Detail um. Die Verordnung regelt beispielsweise Einzelheiten zur Ausbildungsstruktur, den Ausbildungsinhalten, den Prüfungen und der Anerkennung ausländischer Berufsabschlüsse.

Pflegeberufe-Ausbildungsfinanzierungsverordnung (PflAFinV) ist die Verordnung über die Finanzierung der beruflichen Ausbildung in der Pflege sowie zur Durchführung statistischer Erhebungen. Die Finanzierung der Pflegeausbildung erfolgt über Ausgleichsfonds, die in den Bundesländern eingerichtet wurden. In diese Fonds zahlen alle Krankenhäuser und alle Pflegeeinrichtungen ein. Es beteiligen sich auch die Länder sowie die soziale Pflegeversicherung und die private Pflegepflichtversicherung an der Fondsfinanzierung.

Pflegeeinrichtung umfasst hier gleichermaßen Krankenhäuser, stationäre Pflegeeinrichtungen und ambulante Dienste.

Pflichteinsatz: Die Pflichteinsätze finden in den drei allgemeinen Versorgungsbereichen der Pflege statt, in der stationäre Akutpflege, der stationäre Langzeitpflege und der ambulante Akut-/Langzeitpflege. Die Pflichteinsätze umfassen jeweils mindestens 400 Stunden und bauen die aus dem Orientierungseinsatz erlernten Kompetenzen weiter aus. Die Pflichteinsätze in den drei allgemeinen Versorgungsbereichen sollten im 1. und 2. Ausbildungsjahr erfolgen.

Phishing ist der kriminelle Versand gefälschter Aufforderungen (meistens E-Mails), die Menschen dazu verleiten sollen, auf einen Betrug hereinzufallen. Phishing-Mails zielen häufig darauf ab, dass die Nutzer Finanzinformationen, Zugangsdaten oder andere sensible Daten preisgeben.

Praxisanleitung und -begleitung: Ein Praxisanleiter ist eine examinierte Pflegefachkraft, die für die praktische Ausbildung und Anleitung von Auszubildenden in den Gesundheitsfachberufen zuständig ist. Praxisbegleitungen sind Lehrende der Pflegeschulen oder Hochschulen, die durch begleitende Besuche in den Pflegeeinrichtungen zur Betreuung und Beurteilung der Lernenden sowie durch Beratung der Praxisanleitenden tätig werden.

Rahmenplan besteht aus dem Begründungsrahmen, dem Rahmenlehrplan für den theoretischen und praktischen Unterricht und den Rahmenausbildungsplan für die praktische Pflegeausbildung. Sie wurden von der Fachkommission nach § 53 PflBG entwickelt und haben empfehlende Wirkung.

Rahmenausbildungspläne: Bundesweit wurde die theoretische Basis für eine einheitliche, inhaltliche Ausgestaltung der beruflichen Pflegeausbildung geschaffen. Sie findet sich in einem Rahmenlehrplan für den theoretischen und praktischen Unterricht und mit einem hierauf abgestimmten Rahmenausbildungsplan für die praktische Ausbildung. Die Rahmenlehrpläne und Rahmenausbildungspläne sind aufeinander abgestimmt, wie im PflBG und in der PflAPrV gefordert.

Reflexion bedeutet prüfendes und vergleichendes Nachdenken. Selbstreflexion bezeichnet die Tätigkeit, über sich selbst nachzudenken. Das bedeutet, sein Denken, Fühlen und Handeln zu analysieren und zu hinterfragen mit dem Ziel, mehr über sich selbst herauszufinden.

Schüler oder Auszubildende? Mit dem Pflegeberufegesetz wurden aus Schülerinnen und Schülern im Sinne des Betriebsverfassungs- und Bundespersonalvertretungsgesetzes Auszubildende. Egal, ob im Kontext der theoretischen oder der praktischen Pflegeausbildung oder der beruflichen oder hochschulischen.

Setting bedeutet Schauplatz, Milieu, Umgebung, Ort des Geschehens. Ein Setting ist ein abgegrenztes sozialräumliches System, in welchem Menschen leben und das Einfluss auf die Gesundheit Einzelner und von Gruppen hat.

SGB V: Sozialgesetzbuch (SGB) Fünftes Buch (V) – Gesetzliche Krankenversicherung.

SGB XI: Sozialgesetzbuch (SGB) Elftes Buch (XI) – Soziale Pflegeversicherung.

Situationsorientierung: Pflegesituationen stellen logischerweise die wesentlichen Bezugspunkte des Pflegehandelns dar. Die Ausbildung der praktischen Pflege soll sich an ausgewählten (exemplarischen) Pflegesituationen orientieren. Diese Situationsorientierung soll in den Lehrplänen und im Ausbildungskonzept niedergelegt sein.

Pflegesituationen sollen gekennzeichnet sein durch:

- den Begriff: Pflegesituation und die Konkretisierung
- Situationsmerkmale
- Situationstypen
- Komplexität

Bei der Auswahl von Pflegesituationen für die praktische Pflegeausbildung spricht man auch von Schlüsselsituationen der Pflege. Schlüsselsituationen sind jene Situationen des professionellen Handelns, die durch Pflegende im jeweiligen Setting als typisch und im professionellen Geschehen wiederkehrend beschrieben werden. Schlüsselsituationen zeichnen sich einerseits durch generalisierbare und verallgemeinerbare Merkmale aus, die für eine gelingende Professionalität als bedeutsam erachtet werden, anderseits werden die erlebten Situationen in ihrer spezifischen Ausprägung beschrieben. Ergebnisse der entsprechenden Lernaktivität zeigen sich im Handlungsergebnis. Aus den Pflegesituationen werden Lernsituationen entwickelt. Lernsituationen konkretisieren didaktisch-methodische Planungen, die handlungsorientiert zum Erwerb von Handlungskompetenz dienen und dazu exemplarisch von konkreten Handlungssituationen ausgehen.

Skills Lab beschreibt einen Ort/einen Raum, an dem praktische Tätigkeiten und spezifische Fertigkeiten und Fähigkeiten erlernt und trainiert werden können. Zu den Begriffen: »skill« bedeutet Können und Geschick und die Abkürzung »lab« steht für »laboratory« und bedeutet Versuchsraum.

SOL bedeutet selbst organisiertes Lernen.

SOLF bedeutet selbst organisiertes Lernenden-Forum (Self Organized Learning Forum). Ein »Raum«, Ort oder Termin, an dem selbstorganisiert zu einem bestimmten Thema gelernt wird. Interessierte können sich diesem Forum anschließen.

Software ist ein Sammelbegriff für Programme (Betriebssysteme …) und die zugehörigen Daten.

Streaming: Wörtlich aus dem Englischen bedeutet Streaming Media: das Fließen oder Strömen von Medien oder: strömende Medien. Allgemeinsprachlich wird meistens nur das Wort Streaming genutzt. Es bezeichnet die gleichzeitige Übertragung und Wiedergabe von Video- und/oder Audiodaten über ein Rechnernetz per Datenstrom.

Spezialisierung: Aus der spezialisierten Pflegeausbildung, entsprechend der Kategorien Kinder-, Alten- und Akutpflege mit Berufsvorbehalt wurde eine generalisierte mit dem Pflegeberufegesetz geregelt. Eine Generalisierung der Pflegeausbildung kann nicht gedacht werden, ohne die Frage nach der Spezialisierung zu beantworten. Dieses Thema ist bislang organisatorisch unterrepräsentiert, aber gefordert. Weitere beruflich erforderliche spezialisierte und vertiefte Kenntnisse sind, wie bisher auch, in beruflichen Fort- und Weiterbildungen zu erwerben. Diese sind in Verantwortung der einzelnen Bundesländer geregelt.

Telematik bezeichnet die Verschmelzung zweier Technologien: der Telekommunikation und der Informatik.

Telekommunikation bezeichnet den Austausch von Informationen und Nachrichten mithilfe der Nachrichtentechnik, besonders der neuen elektronischen Medien.

Validität bedeutet Gültigkeit, Generalisierbarkeit zum Beispiel einer Studie.

Vertiefungseinsatz: Der Vertiefungseinsatz im Umfang von mindestens 500 Stunden findet im dritten Ausbildungsjahr in der Regel beim Träger der praktischen Ausbildung statt, also im Ausbildungsvertrag festgelegten Versorgungsbereich. In diesem Einsatz erfolgt der praktische Teil der staatlichen Prüfung. Da dieser Einsatz viele Stunden umfasst, wird er häufig durch theoretische Einsätze unterbrochen.

Vorbehaltene Tätigkeit: In § 4 des Pflegeberufegesetzes werden sog.Tätigkeiten/Aufgaben für Pflegefachkräfte geregelt, die über eine gültige Erlaubnis zur Ausübung ihres Berufes verfügen.

Vorbehaltsaufgaben sind:

- die Erhebung und Feststellung des Pflegebedarfs,
- die Organisation, Gestaltung und Steuerung des Pflegeprozesses,
- die Analyse, Evaluation, Sicherung und Entwicklung der Qualität der Pflege.

Wahlrecht: Das Wahlrecht für einen der drei Pflegeberufsabschlüsse, die das Pflegeberufegesetz vorsieht, steht ausschließlich der oder dem Auszubildenden zu. Es soll vier Monate und kann frühestens sechs Monate vor Beginn des letzten Ausbildungsdrittels ausgeübt werden.

ZQP: Zentrum für Qualität in der Pflege. Es hält eine Vielzahl wichtiger Informationen für Pflegende bereit. Als gemeinnützige Stiftung unterstützen das ZQP mit seinen Angeboten alle, die sich für pflegebedürftige Menschen engagieren – in Familie, Praxis, Politik und Wissenschaft, siehe www.zqp.de.

Literatur

Anderson, LW, Krathwohl DR (Hrsg.) (2001): A Taxonomy for Learning, Teaching, and Assessing. A Revision of Bloom's Taxonomy of Educational Objectives. New York, Addison-Wesley.

Ausbildungs- und Prüfungsverordnung für die Pflegeberufe (PflAPrV) – Pflegeberufe-Ausbildungs- und -Prüfungsverordnung vom 2. Oktober 2018 (BGBl. I S. 1572), die durch Artikel 10 des Gesetzes vom 19. Mai 2020 (BGBl. I S. 1018) geändert worden ist.

Bandura A (1991): Sozial-kognitive Lerntheorie. Klett-Cotta Verlag, Stuttgart 1991.

Behrens J, Langer G (2022): Evidence based Nursing and Caring. Methoden und Ethik der Pflegepraxis und Versorgungsforschung – Vertrauensbildende Entzauberung der »Wissenschaft«. Hogrefe, Göttingen.

Bloom BS, Englehart M, Furst E, Hill W, Krathwohl DR (Eds.) (1956): Taxonomy of Educational Objectives, Handbook I: Cognitive Domain. David McKay, New York.

Bloom BS (2001): Taxonomie von Lernzielen im kognitiven Bereich. Beltz, Weinheim.

BMFSFJ (2023): Bundesministerium für Familie, Senioren, Frauen und Jugend (Hrsg.) https://www.pflegeausbildung.net.

Brühe R (2006): Methodenmix in der praktischen Pflegeausbildung: Vielfältigkeit der Lernzugänge nutzen. In: Pflegezeitschrift Pflegepädagogik. Kohlhammer, Stuttgart, S. 505–508.

Dielmann G (2020): Pflegeberufegesetz und Ausbildungs- und Prüfungsverordnung.Kommentar für die Praxis. Mabuse Verlag, Frankfurt.

Erpenbeck F, Heyse V (2022): Kodekonzept. https://www.kodekonzept.com/wissensressourcen/kode-kompetenzatlas/

Fachkommission nach § 53 Pflegeberufegesetz: Rahmenpläne der Fachkommissionnach § 53 PflBG. 2. Aufl. o. O. 2020a. URL: https://www.bibb.de/veroeffentlichungen/de/publication/show/16560

Fachkommission nach § 53 Pflegeberufegesetz: Begleitmaterialien zu den Rahmenplänen der Fachkommission nach § 53 PflBG. o. O. 2020b. https://www.bibb.de/veroeffentlichungen/de/publication/show/16613

Jürgensen A, Dauer B (2021): Handreichung für die Pflegeausbildung am Lernort Praxis. Version 1.0, BIBB, Bonn.

Kerres A, Wissing C, Wershoven C (2021): Skillslab in Pflege und Gesundheitsfachberufen. Intra- und interprofessionelle Lehrformate. Springer, Heidelberg.

Kriesten U (2020): Kollegiale Fallberatung – Professionelle Pflegekompetenz optimieren. Ein Lehr- und Praxishandbuch. Schlütersche, Hannover.

Kriesten U (2021): Praxisanleitung – gesetzeskonform, methodenstark & innovativ. So setzen Sie das Pflegeberufegesetz praktisch um. Schlütersche, Hannover.

Kriesten U, Becker M (2022): Kommunizieren und Führen in der Pflege – gewusst wie. Stärken erkennen, Kompetenzen schärfen, Verhaltensmuster durchbrechen. Schlütersche, Hannover.

Kriesten U (2023a): Die praktische Pflegeausbildung. So setzen Sie Ausbildungskonzepte um. Schlütersche, Hannover.

Kriesten U (2023b): Praxiseinsätze in der Pflegeausbildung Das Begleitbuch für Auszubildende., Hannover.

Longmuß J, Grantz T, Höhne B (2017): Mediengestützte Arbeits- und Lernprojekte als Instrument der betrieblichen Kompetenzentwicklung. In: Ahrens D, Molzberger G (Hrsg.) (2017): Kompetenzentwicklung in analogen und digitalisierten Arbeitswelten – Gestaltung sozialer, organisationaler und technologischer Innovationen. Springer, Berlin.

Pätzold G (2006): Berufliche Handlungskompetenz. In: Kaiser FJ, Pätzold G (Hrsg.) (2006): Wörterbuch Berufs- und Wirtschaftspädagogik. , Julius Klinkhardt, Bad Heilbrunn, S. 72–74.

Pflegeberufereformgesetz – PflBRefG. Bundesgesetzblatt Jahrgang 2017 Teil I Nr. 49, ausgegeben zu Bonn am 24. Juli 2017, S. 2581–2614.

Rahmenlehrpläne (2019): Rahmenpläne der Fachkommission nach § 53 PFLBG, Rahmenlehrpläne für den theoretischen und praktischen Unterricht, Rahmenausbildungspläne für die praktische Ausbildung, 1. August 2019, Bonn.

Rogall-Adam R (2019): 50 Tipps für eine effektive Praxisanleitung in der Altenpflege. 4. aktualisierte Aufl. Schlütersche, Hannover.

Reich K (2007): Leittextmethode. http://methodenpool.uni-koeln.de/

SBK Siemens-Betriebskrankenkasse (Magazin): https://www.sbk.org/magazin/diga-digitale-gesundheitsanwendungen-auf-rezept/#:~:text=Seit%20Oktober%202020%20gibt%20es,%E2%80%93%20kurz%3A%20DiGA%20%E2%80%93%20genannt

Scherrmann A, Bescherer C, Spannagel C: Der Cognitive-Apprenticeship-Ansatz am Beispiel der Auswertung von Daten. https://core.ac.uk

Schewior-Popp A (2014): Lernsituationen planen und gestalten. Handlungsorientierter Unterricht im Lernfeldkontext. 2. Aufl. Thieme, Stuttgart.

Schlegel C (Hrsg.) (2018): OSCE – Kompetenzorientiert Prüfen in der Pflegeausbildung: Einführung und Umsetzung von OSCE – Stationen. 1. Aufl. Springer, Heidelberg.

Stangl W (2023): Lernen am Modell – Albert Bandura – Modelllernen. [werner stangl]s arbeitsblätter. https://arbeitsblaetter.stangl-taller.at/LERNEN/Modelllernen.shtml

Studienseminar Koblenz (2018): Berufspraktisches Seminar Pflichtmodul 14. Aufgabenstellungen II: Aufgaben zum Lernen einsetzen und beurteilen.

Tietze KO (2003): Kollegiale Beratung. Problemlösungen gemeinsam entwickeln. Rororo, Reinbek.

Tietze KO (2010): Wirkprozesse und personenbezogene Wirkungen von kollegialer Beratung. Theoretische Entwürfe und empirische Forschung. VS Verlag für Sozialwissenschaften, Wiesbaden.

Walther P (2018): Special Weiterbildung 12/2018, https://www.personalwirtschaft.de/personalentwicklung/weiterbildung/artikel/agiles-lernen-wissen-prosumieren-statt-konsumieren.html

Wissing C, Kerres A, Lüft K (2017): Das Prüfungsformat OSCE im Pflegepädagogikstudium erlernen. https://www.researchgate.net/publication/316439502_Das_Prufungsformat_OSCE_Teil_1_Das_Prufungsformat_OSCE_im_Pflegepadagogikstudium_erlernen

Register